Dr GRELLETY

GUIDE

DANS LES

MALADIES DU FOIE

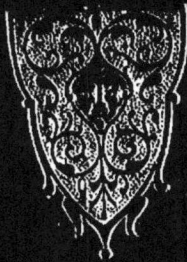

1891

GUIDE HYGIÉNIQUE ET ALIMENTAIRE

DANS LES

MALADIES DU FOIE

GUIDE HYGIÉNIQUE
ET ALIMENTAIRE

DANS LES

MALADIES DU FOIE

PAR

LE Dr GRELLETY

Médecin consultant à Vichy
Secrétaire de la Société de thérapeutique, Lauréat de l'Académie
(médaille d'argent des eaux minérales)
Membre du Concours médical, des Sociétés d'hydrologie, d'hygiène
Correspondant des Sociétés médicales
d'Angers, Bordeaux, Le Mans, Lille, Limoges, Lyon, Marseille
Nice, Orléans, La Rochelle
Reims, Toulouse, Tours et Varsovie

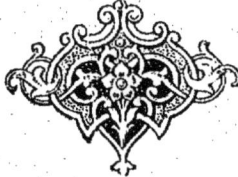

MACON
PROTAT FRÈRES, IMPRIMEURS
—
1891

CONSIDÉRATIONS GÉNÉRALES

Les maladies du foie et les coliques hépatiques d'origine calculeuse, en particulier, avec leurs complications, leurs surprises, leurs modalités si variables, représentent la majorité des affections traitées à Vichy. On peut dire, d'une façon générale, que toute personne qui, en dehors d'une lésion cardiaque ou d'une tumeur de mauvaise nature, a de la jaunisse, le foie développé, douloureux, est tributaire de nos eaux bicarbonatées sodiques. — La Grande-Grille possède, en pareil cas, une efficacité que je ne crains pas de qualifier de *merveilleuse*, si surtout son action bienfaisante est secondée par l'observation des règles essentielles de l'hygiène. — Il est de la dernière importance que nos clients ne compromettent pas les heureux effets de la cure alcaline par des imprudences ou des écarts de régime.

C'est ce qui m'a décidé à publier ce petit guide, où j'ai cherché à être scientifique avec... discrétion, à éviter les grands mots et les théories, pour mieux me mettre à la portée des hépatiques vraiment désireux de guérir et de ne rien faire à la légère.

On comprend très bien que les personnes qui ont eu à supporter les horribles douleurs de la colique hépatique tiennent essentiellement à les éviter de nouveau, et, pour cela, soient disposées à s'observer d'une façon toute particulière. Des accidents nombreux et complexes peuvent accompagner la migration d'un calcul dans les voies biliaires, sans parler des réflexes exagérés ou anormaux qui surviennent dans le cours des crises douloureuses de la lithiase biliaire. Il importe donc de ne rien négliger de ce qui peut empêcher d'aussi pénibles péripéties.

Souvent on aurait évité bien des maux en se traitant de bonne heure, en agissant d'une façon préventive contre les menaces de l'hérédité, qui n'est jamais fatale. On peut généralement l'atténuer, parfois même la conjurer.

Les sujets prédisposés, migraineux, hémorrhoïdaires, névropathes, nés de parents goutteux, obèses, calculeux, doivent plus particulièrement s'observer, lorsque leur figure devient rouge et vultueuse après les repas, lorsqu'ils ont de la flatulence, des crampes, tout au moins dès qu'ils ont constaté une certaine suffusion ictérique, du côté des yeux, du tégument ou des urines. — L'apparition de graviers dans les selles est encore plus significative et doit mettre fin à toutes les hésitations, car leur expulsion prématurée peut empêcher la formation de cholélithes volumineux.

Il ne faut pas s'en laisser imposer par les formes frustes. Il faut savoir les déceler sous les souffrances que tant de femmes désignent sous le terme vague de crampes d'estomac. Lorsque ces malaises reviennent *chaque mois*, coïncident avec la grossesse, il est prudent d'examiner le foie, de faire analyser les urines, de surveiller les garde-robes, etc.

L'intervention du médecin a de bien plus grandes chances d'aboutir à ce moment que plus tard, lorsque le mal a fait des progrès.

D'après le professeur Bouchard, la lithiase biliaire se développe seulement chez les individus dont la nutrition est retardée. L'une des conséquences de ce vice nutritif est d'empêcher la destruction des acides, de permettre leur accumulation dans l'organisme, de diminuer l'alcalinité des humeurs, de soustraire la chaux aux éléments anatomiques et de la livrer aux liquides d'excrétion. On comprend, dès lors, que la bile étant moins alcaline, les savons et les sels biliaires alcalins vont être décomposés par la chaux, et que la cholestérine qui ne sera plus dissoute pourra se réunir en cristaux autour de quelques grumeaux constitués par les combinaisons de la chaux, avec les acides ou avec le pigment biliaire.

Les calculs ainsi formés peuvent s'arrêter dans le canal cystique, dans la vésicule biliaire, dans le canal cholédoque, produire des altérations du foie, l'ictère passager ou permanent, les troubles fonctionnels résultant de la suppression de la bile dans l'intestin, l'arrêt de la production de la matière glycogène, la cholécystite et diverses inflammations du foie, des canaux, de la vésicule biliaire ou de la paroi intestinale.

Les causes de la lithiase biliaire sont la vieillesse, le sexe féminin, les professions sédentaires, la vie dans un air confiné, les ennuis, la tristesse habituelle, les préoccupations; c'est aussi la maladie des gros mangeurs.

Il s'agit, par conséquent, de supprimer ces causes ou d'en restreindre les effets le plus possible.

La nécessité de se traiter de bonne heure s'impose surtout pour la cirrhose alcoolique hypertrophique, que l'on considérait autrefois comme à peu près incurable. Le docteur Hanot a écrit récemment que le nombre des guérisons de cirrhoses éthyliques à foie gros était considérable, puisqu'il représente les deux tiers des cas publiés. Je crois que cette modalité pathologique serait toujours améliorée si l'on s'y prenait à temps. — Lorsque la rétraction du foie ne s'accomplit que d'une façon incomplète, ou lorsque la glande demeure définitivement hypertrophiée, c'est toujours chez des sujets qui ont attendu outre mesure pour se traiter.

J'en dirai autant des malades qui nous arrivent des pays chauds ou marécageux, avec des rates énormes et la cirrhose nodulaire de l'impaludisme, imputable à l'action locale et directe sur la cellule hépatique des hématozoaires de Laveran. Ils ont tout intérêt à se soustraire sans retard à leur milieu habituel et même à changer complètement de climat.

Cette recommandation s'applique aux personnes qui s'alcoolisent par la voie respiratoire, comme quelques ouvriers exposés aux vapeurs alcooliques des caves et des distillations. — J'ai dû faire changer de maison et même de profession des malades venus de Cette ou de Bordeaux, qui habitaient au dessus de leurs chais, ou y séjournaient trop longtemps. — La dégustation elle-même offre de réels inconvénients chez certains sujets prédisposés, et il peut devenir nécessaire d'y renoncer.

La goutte et le diabète ont une action incontestable sur le foie. Scudamore a, le premier, signalé la participation du foie au processus goutteux, et le professeur

Charcot a signalé, après lui, les hyperhémies prémonitoires, paroxystiques de cet organe, que chaque accès de goutte laisse un peu plus gros qu'auparavant. — De plus, comme le foie joue un rôle dans la formation de l'acide urique, il a donc deux raisons pour souffrir de la goutte.

Le diabète aussi est une dyscrasie qui porte au foie des atteintes diverses, complexes, parfois simultanées : c'est ainsi que, par le fait du diabète, peut se rencontrer sur le même foie une cirrhose veineuse-porte et veineuse sus-hépatique, véritablement bi-veineuse, avec hypergenèse pigmentaire et mélanodermie. C'est le type qui a été signalé par MM. Chauffard et Hanot, sous le nom de cirrhose hypertrophique pigmentaire du diabète sucré.

Ces malades qui cumulent sont encore plus intéressés que les autres à se traiter vite et bien.

DU CHOIX DES ALIMENTS

Les tables d'hôte à Vichy sont copieusement servies, et, d'une façon générale, on mange trop. Les menus ne sont pas composés exclusivement pour les malades; il y a des gens valides qui les accompagnent et d'autres qui ne sont venus que pour leur plaisir. On ne peut donc les soumettre au régime de Sancho dans l'île de Barataria, leur imposer une règle comme cela se fait à Carlsbad, où tout marche militairement; un pareil rigorisme se concilierait mal avec notre caractère national, et la plupart de nos compatriotes s'empresseraient d'enfreindre la consigne, préférant s'exposer aux maléfices des cuisines balnéaires plutôt que d'être trop régentés. — C'est à eux d'être assez raisonnables pour faire un choix judicieux, d'après les données qui vont suivre.

Et tout d'abord faut-il prendre quelque chose au réveil avant de sortir? — Cela dépend des habitudes d'un chacun. — Dans les premiers jours qui suivent leur arrivée, nos hôtes se plaignent généralement de

l'heure matinale du déjeuner, qu'on a pourtant reculé
depuis peu jusqu'à 10 h. 1/2 dans les principaux hôtels.
Ils n'éprouvent pas le besoin de se restaurer avant cette
heure, ou du moins ils craignent de porter atteinte à
leur appétit en prenant n'importe quoi. — Mais cet
état de choses ne dure pas; sous l'influence des eaux
et du changement d'air, leur estomac ne tarde pas à
devenir exigeant, et il est prudent de le satisfaire pour
éviter des crampes et des malaises; mieux vaut manger
de bonne heure et même avant de se coucher que de
dévorer aux deux principaux repas. — Restez sur votre
faim plutôt que de déglutir avec voracité. — D'ailleurs,
l'espace qui s'écoule depuis le dîner jusqu'au déjeuner
est vraiment long, et, pour éviter la stagnation prolongée de la bile dans la vésicule, j'estime qu'il y a
tout avantage à ne pas jeûner, à se lester un peu, dans
l'intervalle : Une tasse de lait ou de café au lait, du
thé léger, un consommé, du chocolat de choix au lait
ou à l'eau, une brioche, un croissant, suffiront pour
occuper le tube digestif, pour favoriser l'excrétion
biliaire, sans porter atteinte au traitement. — Après
une heure d'intervalle, le bain pourra être pris et l'eau
minérale absorbée sans aucune crainte.

La régularité dans les heures des repas est d'une
grande importance. Il faut faire contracter de bonnes

habitudes à l'estomac, le façonner en quelque sorte à des périodes réglées d'activité et de repos.

Les baigneurs qui ne vivent pas dans les hôtels, où l'on est servi à heure fixe, ne devront pas l'oublier. L'éloignement trop grand des repas, en ralentissant le cours de la bile, en créant des modifications quantitatives et qualitatives dans sa composition intime, peut aboutir à la longue, par un processus qu'il serait trop long d'exposer ici, à des troubles gastro-intestinaux variés, et même aux coliques hépatiques.

Dans bien des cas, chaque malade connaît par expérience les substances alimentaires qui lui sont nuisibles et celles qui lui sont profitables, mais comme il est à craindre qu'il ne soit porté à se prononcer en faveur des mets pour lesquels il a une appétence particulière, je me vois obligé de poser quelques règles.

Je commence par exclure la continuité d'un régime recherché, le gibier avancé, les truffes, les plats fantaisistes élaborés par des Vatels en délire, les coulis raffinés avec lesquels on mangerait les choses les plus coriaces sans s'en apercevoir... sur le moment du moins. Plus tard, c'est autre chose. — Les mets trop épicés ont surtout l'inconvénient de provoquer des poussées congestives du côté du foie. — Budd estime que c'est à l'abus du kuri, dont les Anglais font une

grande consommation dans les Indes, qu'il faut attribuer la fréquence anormale des maladies du foie,
dans ce climat.

Aux fumets provocateurs, aux piments, aux bisques,
au picrate sous n'importe quelle dénomination, il faut
préférer les plats peu compliqués, qui comportent une
élaboration sommaire et ne prêtent pas à la fraude, ceux
auxquels le bon air et l'exercice donnent le meilleur
des assaisonnements. Il n'y a pas de sauce ravigotte
qui vaille celle-là. La saine fatigue de la marche est
supérieure à tous les apéritifs et fait seule comprendre
les plaisirs de la bonne chère.

Donc, honnis soient les homards allumeurs à la
poudre de canon, les salades russes ou tartares et les
champagnes de feu alcoolisés pour l'exportation.

On devra, de préférence, faire choix de l'aliment le
plus léger, le plus nutritif, le plus facile à digérer : les
viandes blanches, la volaille, les œufs, le lait, viennent
en première ligne. L'honnête fricassée de poulet et le
chaste ris-de-veau se rencontrent au moins deux fois
par semaine sur les menus. On peut leur réserver un
bon accueil. Ils se montrent cléments aux estomacs en
détresse. Le consommé le plus parfait est beaucoup
moins nutritif qu'on ne le croit généralement, car le
bouillon ne contient, abstraction faite des sels, que très

peu de matières organiques, trop peu d'albuminates et d'hydrates de carbone.

Les viandes sont mieux acceptées grillées ou rôties que sous toute autre forme.

La chair de porc et les substances grasses, cuites ou non, roux, fritures, beurre, sont presque toujours mal supportées, et il est prudent d'imiter saint Antoine, qui sut résister à sa principale tentation, celle de manger son compagnon. Les pâtés, les saucisses et l'andouille rabelaisienne me semblent particulièrement suspects, car qui pourra jamais dire ce qui sert à les faire ? Inutile d'ailleurs d'approfondir les mystères !

Un certain nombre de mets reviennent périodiquement sur les tables d'hôte. Quelques mots sur chacun d'eux :

Œufs. — Les œufs sont un aliment complet, non par le blanc, mais par le jaune, qui, riche en principes nutritifs, les cède sans trop de fatigue à l'assimilation. Mangez-en peu cependant et repoussez impitoyablement les œufs durs.

Poissons. — Le goujon, la sole, la truite, que l'on sert couramment sur les tables d'hôte, sont d'une digestion facile. La barbue, le turbot, le mulet, valent mieux que le brochet, la carpe, l'anguille, le maquereau, le saumon, le hareng et les poissons gras ou huileux en général. Quant aux crevettes, aux langoustes, aux écrevisses, les seules habituées des cabinets particuliers qui sachent rougir, personne n'ignore combien elles passent difficilement ; elles exigent, en outre, l'emploi de sauces irritantes. Par conséquent, abstention.

Les poissons de mer, charriés dans la glace, arrivent rarement frais à Vichy. Lorsque le temps est orageux, en particulier, il se produit dans leurs tissus, comme dans les viandes, des transformations moléculaires et un premier travail de décomposition, qui ne sont pas certainement sans inconvénients. Des toxines fort dangereuses peuvent s'y développer avec rapidité. On y trouve aussi des ammoniaques composés, la triméthylamine, par exemple, qui sont toxiques.

C'est surtout la mylotoxine qui est cause de l'empoisonnement par les moules.

J'ai vu plusieurs fois l'anguille en particulier, servie avec une mayonnaise, provoquer une indigestion ou des coliques hépatiques.

Aux intéressés de conclure.

Jambon. — Malgré l'espèce de réhabilitation dont il a été l'objet, je persiste à croire, jusqu'à preuve irrécusable du contraire, que le jambon, comme la charcuterie en général, ne convient qu'aux estomacs robustes.

Rappelez-vous l'état de votre langue, le lendemain des réveillons où l'on consomme des kilos de choses truffées. Le jambon est mieux toléré, lorsqu'il est associé à des légumes doux, herbacés.

Mouton et autres viandes. — La chair de mouton, surtout sous forme de côtelettes, est un des mets les plus sains. Elle convient à toutes les personnes bien portantes, et est véritablement la consolation des sujets affaiblis. Elle excite moins que celle du bœuf, est mieux tolérée que le veau, dont les candidats à la députation surchargent la conscience élastique de leurs électeurs.

L'essentiel est de ne pas suivre un régime exclusivement animal. Un plat de viande et un plat de légume à chaque repas, avec quelques fruits pour dessert, constituent une excellente règle bromatologique. Le conseil supérieur d'hygiène a émis le vœu que la viande des veaux trop jeunes soit interdite, parce que cette chair n'ayant pas pris, par l'effet de l'âge, une consistance suffisante, ne fournit qu'un aliment sans valeur nutritive et peut même, dans certains cas, nuire à la santé des consommateurs.

L'abus des viandes saignantes offre aussi des inconvénients et la commission de la prophylaxie de la tuberculose a nettement combattu l'usage d'aller boire

du sang dans les abattoirs ; c'est dangereux et du reste
sans efficacité.

— Je n'ai entendu recommander, tout à l'heure,
que les viandes orthodoxes de bonne qualité et non les
volailles centenaires, les côtelettes et les biftecks
anémiques des restaurants à prix fixe, que rien ne saurait attendrir et qui représentent un recul de la civilisation culinaire.

Pomme de terre. — Elle est, après le froment, la plus
précieuse de nos ressources alimentaires. C'est de tous
les farineux, surtout sous forme de purée, le mieux
toléré ; mais ce n'est pas une panacée, pas plus que
cette fameuse Revalescière, qui guérit tant d'ecclésias-
tiques, du moins d'après la quatrième page des
journaux.

Oseille. — L'oseille contient beaucoup d'acide oxa-
lique. Un usage abondant et répété produirait la gravelle jaune ou d'oxalate de chaux (Magendie). Il faut
s'en abstenir, aussi bien que des tomates, du cresson
qui donne des renvois et des fruits riches en acides
citrique, malique, tartrique, comme les pommes et les
groseilles.

Haricots verts. — Sous n'importe quelle forme, ils
constituent un mets très sain et très recommandé, ce
qui les distingue du haricot sec, compagnon de la fla-

tulence, légume inconvenant, assoiffé de publicité, qui fait plus de bruit qu'il n'est gros. D'une façon générale, il ne faut pas abuser des farineux, pas même des lentilles bibliques, malgré leurs propriétés nutritives. Mangez peu de pain ; donnez la préférence à la croûte, au lieu de chanter le refrain classique, avec une légère variante : « J'aime mieux la mie, ô gué ! »

Choufleur. — Il n'a que de médiocres propriétés nutritives, et, comme le chou, ce type bonasse de la bêtise végétale, il détermine habituellement de la flatulence, lorsqu'il n'entraîne pas d'indigestion. J'en dirai autant des radis qui, plus heureux que bien des députés, reviennent toujours. D'une façon générale, il faut renoncer aux aliments quels qu'ils soient, comme les truffes, le melon, le cresson, le céleri, le concombre, etc., lorsqu'ils se font remâcher une partie de la journée.

Puisque j'ai parlé du melon, j'ajouterai que les personnes relâchées doivent surtout s'en abstenir. En manger serait commettre un... pléonasme alimentaire.

Artichaut. — Aliment perfide, qui sert de prétexte pour abuser du vinaigre et autres condiments nuisibles ; mangé à la poivrade, il ne saurait être digéré que par des muqueuses complaisantes. Cuit, et à l'huile, ou bien servi en garniture, comme accessoire d'un plat de viande, il peut varier le menu forcément restreint des diabétiques. Au reste, c'est l'image parfaite de la poésie. Beaucoup de feuilles et peu de substance vraiment nutritive !

Epinards. — Ce légume, d'une saveur fade, appartient à l'alimentation douce, relâchante et très peu réparatrice. Comme les pruneaux, il remédie à la constipation. Utile aux hépatiques et aux diabétiques, de même que la plupart des légumes verts, chicorée, endives, laitues, céleri, pissenlit, etc.

Carotte. — Une ébullition prolongée est nécessaire à l'hydratation de ses fibres ; elle ne se digère bien que lorsqu'elle est petite et tendre. La carotte contient du gluten, de l'albumine végétale, *beaucoup de sucre*, de la mannite, de la gomme, du ligneux et une matière résineuse qui lui donne sa couleur. Les diabétiques ne devront en manger qu'avec réserve. La carotte n'a aucune action spécifique dans les maladies du foie. Certains convives ont sans doute plaisir à voir quelque chose de plus jaune qu'eux ; mais ce n'est pas une raison suffisante pour justifier une crédulité absurde et se donner des indigestions. L'estomac est absolument dans le cas de légitime défense, lorsqu'il se révolte ! Cette réflexion n'empêchera pas quelques entêtés de rester fidèles à cette racine de la famille des ombellifères, et de dire avec malice que nous ne proscrivons la carotte que par manie du changement, ou pour empêcher nos clients de guérir trop vite.

Salade. — Les hôteliers n'en servent que rarement, par économie, et non parce qu'elle est formellement contre-indiquée, comme cela se répète depuis trop longtemps.

Les légumes verts sont au contraire utiles et contre-balancent les mauvais effets d'un régime trop anima-lisé. — Ces crudités ne peuvent être contraires qu'à des entrailles douées d'une irritabilité extrême. — Les végétaux herbacés ne sont prohibés que chez quelques gastralgiques, lorsqu'il existe des flatuosités ou un état névropathique de l'intestin. Et encore, lorsqu'ils sont assaisonnés avec du jus de rôti, il est rare qu'ils ne passent pas.

Mais le vinaigre, les acides, dit-on ? — Est-ce une raison, parce que quelques rares malades ne supportent pas les acides, pour défendre à tout le monde des légumes inoffensifs, je dis mieux, appétissants ?

Car, enfin, il est prouvé que la salade, dans certains cas, excite l'appétit et aide à ingérer d'autres aliments, qui, seuls, ne seraient pas acceptés. Il ne s'agit pas, bien entendu, de vider un saladier jusqu'à sa lie poivrée inclusivement, comme dans le Midi ; mais de coups de fourchette raisonnables.

Les végétaux herbacés, de même que les eaux de Vichy, alcalinisent ultérieurement les humeurs de l'économie.

Lait. Fromage blanc. — Les laitières de Vichy ne ressemblent pas à celles de Paris, qui se contentent de vendre un breuvage opalin et crémeux, n'ayant du lait que la candide apparence.

Ici, le laitage est généralement de bonne qualité et le fromage blanc bien préparé. — Ce dernier participe des propriétés du lait, qui est recommandé dans la plupart des affections du tube digestif, du foie et des reins. — On peut en manger sans inconvénients, avec du sucre, pourvu qu'il ne s'aigrisse pas sur l'estomac et ne donne pas lieu à des renvois. Les faits d'intolérance sont tout à fait exceptionnels.

Inutile cependant d'imiter l'engouement des nourrissons et de tomber dans le travers de lactomanie qui est si fort à la mode.

Le régime lacté exclusif, absolu, n'est vraiment héroïque que dans l'ulcère de l'estomac et certaines néphrites; il rend de réels services dans la cirrhose alcoolique, soit pur, soit mélangé d'une eau de table qui le rend plus agréable. C'est la base du traitement de la cirrhose; lorsque les malades sont en voie de guérison, on peut lui associer des féculents, du fro-

mage frais, du pain, des huîtres, du poisson, des diurétiques[1], les purgatifs, l'hydrothérapie et l'iodure de
potassium.

Le congrès international de médecine vétérinaire,
tenu le 2 septembre 1889, a conseillé de toujours faire
bouillir le lait dont on ignore la provenance, avant de
le consommer, la nocuité du lait des vaches tubercu-
leuses étant aujourd'hui démontrée.

D'après Vasilieff, qui a étudié l'assimilabilité des
substances protéiques et des graisses du lait bouilli, il
résulterait que l'assimilation des éléments azotés et de
la graisse est moindre avec le lait bouilli. Ce petit
inconvénient est largement compensé.

Je ne parle pas à dessein des fromages nauséabonds,
j'allais dire homicides, qu'on ne devrait délivrer qu'à

---

1. M. Millard conseille la potion quotidienne suivante, qui est
d'une saveur agréable et bien supportée, à prendre en 4 ou 5 fois :

Baies de genièvre......................	10 gr.
Infusez dans eau bouillante..............	200

   Ajoutez :

Nitrate et acétate de potasse...............	2
Oxymel scillitique......................	30
Sirop des cinq racines....................	35

En outre, purgation une ou deux fois par semaine avec 15 gr.
d'eau de vie allemande, ou avec 1 gr. de scamonée, sauf chez les
hémorrhoïdaires, à qui l'huile de ricin convient mieux. — Ponction,
dès qu'elle s'impose.

dose homœopathique aux personnes dont le goût est assez perverti pour rechercher la... putréfaction.

Ces fromages suspects contiennent un poison assez violent, appelé *tyrotoxicon*, dont l'action rappelle les effets toxiques de certaine charcuterie allemande ou du poisson gâté.

Avec les idées qui ont cours actuellement sur les microbes et l'action néfaste des ptomaïnes, nos hôtes feront bien d'imiter les mouches prudentes, qui, pour ne pas mourir à la fleur de l'âge, se contentent d'effleurer du bout de l'aile ces roqueforts importuns et autres produits extra-odorants qui, à l'instar du progrès, ne restent pas stationnaires et marchent aussi.

Pâtisseries. — Elles nourrissent peu et fatiguent la muqueuse en pure perte : des pesanteurs d'estomac, des éructations acides ou nidoreuses, l'amoindrissement de cet appétit qui réclame instinctivement les aliments réparateurs, sont les conséquences de l'usage de tous ces entremets que la sensualité recherche. C'est dans l'officine des pâtissiers que la gastralgie va se recruter.

Par conséquent, proscription à peu près générale des gâteaux et des sucreries, marrons glacés ou non, fondants, sucres d'orge de Vichy et... d'ailleurs. J'en dirai autant du chocolat, cette composition de plus en plus sophistiquée, dans laquelle il entre un peu de tout, quelquefois même du cacao.

Fraises et fruits. — A moins d'intolérance particulière, les fraises et les fruits à maturité peuvent être autorisés indistinctement. — Un peu de sucre et de vin facilite la digestion des fraises. — Les cerises, les abricots, les pêches, les poires fondantes, la prune, n'offrent pas d'inconvénients. — La cuisson leur donne des propriétés légèrement laxatives, qui ne sont pas à dédaigner, la plupart de nos malades étant tributaires de Diafoirus.

Les fruits oléagineux, amygdaloïdes, tels que la noisette, l'amande verte, les olives qui sont recommandés aux diabétiques, parce que les corps gras compensent dans une certaine mesure les pertes en glycogène et en sucre, préviennent ou retardent la consomption, ne conviennent pas en revanche aux personnes qui ont le foie malade. La glande hépatique est chargée d'émulsionner les corps gras; il est inutile de lui donner un surcroît de travail, lorsque son fonctionnement est déjà défectueux, lorsque le liquide biliaire laisse déposer de la cholestérine, qui n'est autre chose qu'un corps gras.

La graisse existe normalement dans les cellules du foie; c'est un des résidus de la digestion qui, une fois élaboré, s'accumule dans la glande, et sert comme de réserve pour les besoins futurs de la combustion interstitielle. — L'essentiel est d'éviter la surcharge, capable de frapper la cellule dans sa vitalité.

C'est la condamnation du traitement des coliques hépatiques par l'huile d'olive. Il est élémentaire, lorsqu'un organe est fatigué, ou fonctionne mal, de le laisser reposer autant que possible. Or, avec le procédé du docteur Touatre on faisait tout le contraire.

D'ailleurs, ce qu'on avait pris d'abord pour des cholélithes n'était constitué que par des magmats graisseux et il a été démontré que, dans les cas de lithiase biliaire, avec ictère chronique, les matières grasses ne sont pas digérées et que l'huile ne remonte pas, le long des canaux cholédoque et cystique, jusque dans la vésicule.

Les fraises existent en abondance dans les environs de Vichy, et les tables d'hôte en sont abondamment pourvues. — On a vanté leurs bons effets contre la goutte et la gravelle. La vérité est que la fraise, bien que renfermant un suc acide, rend les urines alcalines, propriété que les cerises possèdent à un degré encore plus marqué (Henri Buignet). L'essentiel est de les digérer.

Je ne m'explique donc pas les préventions de certaines personnes contre ces excellents fruits ; j'admets des susceptibilités personnelles ; mais de là à généraliser, il y a un abîme.

L'ALCOOL ET LE TABAC

Il est temps de parler du vin et de l'alcool, dont l'abus est cause de tant de désordres hépatiques. Certes, le vin possède des propriétés stimulantes et toniques, qui ne sont pas à dédaigner; aussi je ne m'élève que contre l'usage immodéré qui en est fait et qui devient d'autant plus préjudiciable, que la falsification des boissons alcooliques est devenue plus fréquente. — Dès lors, le jus de la treille, au lieu de mettre dans les esprits de la vivacité et de la belle humeur n'apporte plus au cerveau que la stupeur ou le délire.

Ne buvez que de l'eau rougie avec le même crû (pas de mélanges de vins réputés comme fins), ou encore du vin blanc de bonne qualité, étendu d'eau, à condition qu'il ne vous agite pas. C'est, du reste, une question de dose et une demi-bouteille pour chaque repas, même pour le sexe barbu, ne devra jamais être dépassée.

Une eau de table, à peine minéralisée, comme Évian, Prompsat, etc., pourra être autorisée; mais non l'eau de Vichy, qui est trop active et doit être bue à son émergence.

Le bordeaux, bien dépouillé, par conséquent pas trop jeune, est le vin par excellence ; il laisse l'esprit lucide, n'agit pas sur le cerveau, ni sur l'estomac, d'une façon fâcheuse, pourvu qu'on en use avec modération, bien entendu.

Les Anglais ont à tort reproché au vin de Bordeaux de ne convenir ni aux goutteux, ni aux dyspeptiques, *à raison de son acidité* ; ils devraient plutôt incriminer la qualité du bordeaux que notre commerce leur envoie, que la valeur hygiénique absolue de ce vin précieux.

Il ne sera pas superflu de rappeler que M. Lancereaux attribue aux excès de vin, et surtout au vin blanc, pris le matin à jeun, la majorité des cas de cirrhose observés à Paris. — Dans ce cas, l'abstinence des spiritueux est une condition *sine quâ non*, et doit même s'étendre aux vins médicamenteux.

Le champagne mousseux peut être considéré comme un des véhicules les plus agréables de l'acide carbonique, et il trouve son utilité dans tous les cas où celui-ci est indiqué.

Je ne parlerai que pour les proscrire de certains vins recherchés par les gourmets, du Johannisberg, des vins aromatiques de la Moselle, de ceux de la Suisse, aussi

bien que de ceux de l'Espagne et de bien d'autres pays.
Il n'est pas prudent de faire un accueil trop chaleureux
à tous ces hôtes, qui apportent des climats lointains
une recommandation provocante, mais dangereuse. —
D'après Murchison, les boissons alcooliques contenant
plus ou moins de sucre, les liqueurs, le Malaga, le
Porto, etc., seraient plus nuisibles, *à quantité égale
d'alcool*, que le madère sec, le whiskey, le gin, le bordeaux, les vins du Rhin. — Cela tient à la nature de
l'alcool; l'arome des liqueurs et le sucre dissimulent
en effet, le plus souvent, des esprits de fabrication
inférieure. A ces alcools multiples, dont le mélange à
doses variables constitue déjà une boisson dangereuse,
s'ajoutent des produits accessoires, nombreux, impurs,
dus pour la plupart à des distillations insuffisantes et
qui renforcent de leur toxicité celle de leurs véhicules
alcooliques.

Tels sont les aldéhydes, les éthers, les acétates
d'éthyle, d'amyle, le furfural, etc., etc.

N'oublions pas d'autres facteurs cirrhogènes, comme
le plâtrage, l'acidification, la coloration et surtout le
vinage, par lequel on ajoute aux vins des alcools infé-
rieurs, comme ceux dont l'exportation allemande nous
inonde. — Ces adultérations abaissent le prix de
revient des boissons spiritueuses, et ont pour résultat

d'augmenter leur débit dans des proportions désolantes, surtout dans la classe ouvrière.

La plupart des bouquets sont des poisons. Le vermouth et le bitter eux-mêmes contiennent un principe artificiel fort dangereux, c'est l'aldéhyde salicylique, que les fabricants substituent à l'essence de reine-després.

Dans la séance du 16 octobre 1888, à l'Académie de médecine, le Dr Laborde a fait le procès de ces produits éminemment toxiques, que l'industrie dissimule sous le masque alléchant d'un arome agréable : « Nous sommes, disait-il, en présence d'un attentat général, permanent, particulièrement criminel, puisqu'il indique de la part du coupable la préméditation savante, qu'il spécule sur une nécessité de l'alimentation, en s'efforçant de favoriser et d'alimenter l'entraînement passionnel le plus irrésistible, source de déchéance pour l'individu et pour sa race ! »

Conclusion : Ne prenez pas d'apéritifs avant vos repas, ni de petit verre après, car l'alcool non oxygéné dans l'économie se dépose dans le foie et produit la cirrhose. — L'imbibition progressive des tissus, l'emmagasinage lent du poison dans l'économie, engendrent d'innombrables maladies et sont une cause de déchéance organique.

A Paris, l'alcool cause plus de morts que n'importe quelle maladie bien caractérisée, à l'exception de la phthisie pulmonaire. On dirait qu'à mesure que la civilisation se perfectionne, l'homme cherche dans l'ivresse une compensation et un oubli aux ennuis et aux fatigues qui résultent de la lutte pour l'existence. Mais l'alcool, je ne saurais trop le répéter, exerce un travail d'obnubilation sur les plus lumineux cerveaux; il tue le corps et l'esprit. Son influence fatale se fait même sentir sur la génération de l'imprudent, assez coupable pour souscrire à sa ruine organique et à celle des enfants qui naîtront de lui. L'ivresse se prolonge en quelque sorte, sous forme implacable, chez ces infortunés. La dégénérescence de la race en est la résultante finale !

Le Dr Galopin, dans son ouvrage *Le tabac, l'absinthe et la folie*, a signalé un alcoolisme particulier et presque inédit, c'est celui des cidres, qui produit une ivresse tapageuse, se rapprochant de celle de l'absinthe, et qui engendre des entérites chroniques, des diarrhées rebelles, des hémorrhagies intestinales, la prédisposition à la péritonite chez les femmes.

Mais l'alcoolisme le plus redoutable est l'alcoolisme par l'absinthe, qui produit le *delirium tremens* et l'épilepsie à l'état aigu, la paralysie générale et la folie à l'état chronique.

Si l'absinthe s'achète en Suisse, elle se paye à Charenton.

Le Dr Monin, à son tour, soutient que l'intoxication absinthique fait plus de victimes dans les armées, surtout dans les pays chauds, que les balles et le choléra réunis. — Donc, l'absinthe devrait être abandonnée aux malheureux à qui elle fait oublier les heures où l'on mange !

*
* *

Que nous restera-t-il, s'écrie un lecteur qui a toujours eu la pépie ? — Nous permettez-vous au moins de prendre de temps en temps un bock, un moka, de fumer ? — Quelques mots sur chacun de ces points.

Lorsque les repas ont été suffisamment arrosés, et que, d'autre part, on va boire aux sources, on est peu tenté d'ingurgiter de la bière dans l'intervalle.

La bonne bière renferme de la dextrine, des matières azotées, albuminoïdes et protéiques, des matières gommeuses, des phosphates et des carbonates alcalins; principes qui, pour la réparation de nos tissus, ont une importance capitale.

La bonne bière est donc une excellente boisson, pourvu qu'on en use, comme du vin, avec modération. Mais on désigne souvent sous ce nom des mélanges hétérogènes, qui ne contiennent aucun des éléments sains et nutritifs que nous venons d'énumérer.

Parmi les substances que la fraude introduit dans la fabrication de la bière, il en est dont l'influence à longue échéance sur l'économie est certainement funeste; citons seulement la couperose et l'alun. Mais, à côté de ces agents, on peut rencontrer des poisons redoutables, et la faible proportion employée ne saurait servir d'excuse. C'est ainsi que la noix vomique, la coloquinte et la strychnine ont été utilisées pour remplacer l'arome agréable du houblon, qui est la substance la plus coûteuse de la bière.

Les autres substances empruntées au règne végétal, et qui sont malheureusement d'un usage journalier, les lichens, les feuilles de méniante, la gentiane, ont l'inconvénient de ne point avoir l'arome agréable du houblon et de ne remplacer que son amertume.

L'orge est souvent remplacée par d'autres céréales ou par du sirop de fécule de pommes de terre, dont le bas prix permet aux brasseurs de réaliser des économies considérables. Mais ce produit contient toujours une notable proportion de sulfate de chaux, provenant de la saturation par la craie de l'acide sulfurique qui a servi à transformer la fécule en glucose. On ne saurait fabriquer de bonne bière avec cet ingrédient, et c'est à tort que l'autorité en tolère l'emploi.

On le voit, il est difficile de rencontrer une boisson qui présente toutes les conditions d'une bonne composition. Les brasseries se sont multipliées démesurément depuis les tristes évènements de 1871, et beaucoup de Français ont acquis l'expression de vague mélancolie et de résignation inerte, qui est habituelle dans les regards allemands; ce n'est pas cela qu'il fallait prendre chez nos voisins, et il est à craindre que cette boisson d'engourdissement ne parvienne à endormir dans les veines de la France le sang du Bourgogne!

L'abus de la bière provoque d'ailleurs l'embonpoint, de la mauvaise graisse, dit le peuple, dont l'expression triviale répond à un fait vrai. — Inutile de gêner encore davantage la circulation abdominale, qui laisse déjà tant à désirer chez la plupart des hépatiques. — *Et nunc erudimini !*

*
* *

Quant au café, il pourra être continué chez les personnes qui en ont l'habitude, et qui ont la tête lourde lorsqu'elles n'en prennent pas, mais non chez celles qui sont d'une grande irritabilité nerveuse, qui éprouvent facilement des palpitations et de l'insomnie. — En dehors de ces contre-indications, je reconnais volontiers que la précieuse liqueur excite l'estomac, réveille ses aptitudes fonctionnelles, produit une sensation d'alacrité corporelle, d'aptitude au mouvement, et justifie par son action céphalique et exhilarante, la dénomination de boisson intellectuelle; elle agit agréablement tout à la fois sur les sens et sur la pensée.

Malgré tout, on devra éviter d'en prendre deux fois par jour, et s'arranger de façon à ce que cette petite débauche ne nuise pas à la promenade, après le déjeuner, et ne s'accomplisse pas dans un milieu surchauffé ou empesté par les fumeurs circonvoisins.

Inutile d'ajouter que le café est bien plus salutaire chaud que glacé. Et ici j'ouvre une parenthèse pour condamner la plupart des boissons glacées, qui ne rafraîchissent que momentanément et peuvent amener des accidents graves, lorsqu'elles sont prises rapidement et à jeun. Immédiatement après les repas, il y a moins d'inconvénient. — Par conséquent, pas de sorbets panachés en sortant du casino, pas de verglas à l'intérieur.

Le petit nombre d'accidents observés dans nos réunions, et spécialement dans nos bals, à la suite de l'usage des glaces, s'explique par la lenteur avec laquelle elles sont introduites dans l'estomac, lenteur d'autant plus grande que leur température est plus basse.

Il est préférable, malgré tout, de ne prendre que des

boissons fraîches ou chaudes. Une tasse de thé léger, un verre de punch, mettent promptement fin à la sécheresse brûlante de la peau, et, par la légère transpiration qu'ils excitent, produisent finalement un sentiment de fraîcheur agréable.

On a depuis longtemps signalé les qualités toxiques de l'air des cercles et des estaminets. Les effets que produit cette atmosphère confinée et pleine de vapeurs malsaines tiennent à la fois du vertige, de la congestion cérébrale et de l'asphyxie. Si les gens en santé n'ont rien à gagner dans un air pareil, à plus forte raison les malades, les sujets à prédisposition cérébrale ont tout à y perdre. Les habitants des villes sont obligés quelquefois d'aller à la brasserie, pour y parler de leurs affaires; c'est un lieu de rendez-vous. Qu'ils y séjournent le moins possible, dans ce cas; mais à Vichy, pendant la cure, il n'existe aucun prétexte semblable; par conséquent, vous n'avez pas le droit de succomber à la tentation.

*
* *

Ce qui précède vous a déjà fait pressentir que j'étais l'adversaire résolu du tabac, quel que soit le procédé d'incinération adopté. L'habitude de fumer, avec excès surtout, constitue un mode d'oisiveté cérébrale qui aboutit à l'inaptitude de l'esprit et à l'irrémédiable engourdissement des facultés. Elle substitue à la pensée soucieuse l'indifférente rêverie; elle fait onduler la vie comme la fumée légère, dont la spirale monte et s'évanouit au hasard; vaine vapeur où se fond l'homme, insouciant de lui-même et des autres. — C'est tellement vrai, qu'après les repas, on sépare les sexes pour permettre à ces messieurs de sacrifier à leur passion, de chercher la rêverie dans la fumigation !

Il est fort mauvais de fumer à jeun, dans une chambre close, surtout celle où l'on couche, car alors les tentures et les meubles s'imprègnent du poison et son absorption se continue pendant la nuit.

Tout le monde connaît les effets que le tabac à fumer produit chez ceux qui n'y sont pas habitués : maux de tête, nausées, légère ivresse, indigestion, etc.

Mais ce qu'on ne sait pas assez, c'est qu'il agit sur la faculté de l'entendement et peut produire des accidents cérébraux. L'intelligence se trouble et devient plus lente, l'appétit se perd, et, par suite, une faiblesse générale se déclare ; des céphalalgies se manifestent ; on doit enfin s'attendre, comme accidents locaux, à des inflammations des muqueuses buccale, laryngienne et linguale, etc.

Le foie se montre tout particulièrement sensible à

GRELLETY. — *Guide dans les Maladies du Foie.* 3

l'action du tabac. — Des personnes atteintes de lithiase
biliaire ont eu des coliques hépatiques pour avoir fumé.
Cela tient à ce fait depuis longtemps observé, à savoir
que, pour avoir des garde-robes, beaucoup de fumeurs
sont obligés de fumer. — La salive, les mucosités de
l'arrière-gorge et de l'œsophage, les produits des sécrétions propres du tube digestif et de ses annexes, *du
foie en particulier*, affluent alors en quantité et solli-
citent les contractions de l'intestin, comme elles
entraînent les vomissements pituiteux du matin.

Cette exagération sécrétoire de toutes les glandes,
qui est très considérable dans le principe, constitue à
la longue une cause de débilité et précipite la destruction de ces mêmes glandes.

D'autre part, la diminution notable des propriétés
gustatives entraîne la nécessité de faire usage d'excitants pour les réveiller. C'est encore une nouvelle
cause de dégradation organique, cause d'autant plus
grave que l'appétence pour ces préparations incen-
diaires augmente avec la déchéance gastro-intestinale.
Notre rôle devient alors très difficile; malgré des pro-
messes sincères, nous avons trop souvent encore à
nous heurter à des rechutes, à des faiblesses. Bien des
traitements alcalins sont ainsi annihilés par la faute
même des malades, qui n'ont plus assez d'énergie pour

triompher d'eux-mêmes, alors qu'ils en sentent la nécessité.

En pareil cas, lorsqu'il s'agit d'une habitude invétérée, il devient nécessaire de faire quelques concessions. Voici donc ce que je conseille : 1° de ne jamais fumer à jeun, ni avant les repas, ni dans la chambre à coucher ; 2° de ne pas consommer plus de deux ou trois cigares par jour, ou leur équivalent, en pipes ou en cigarettes (un cigare après chaque repas devrait suffire) ; 3° de choisir des pipes à longs tuyaux et à récipient, d'interposer entre le cigare et la cigarette d'une part, et les lèvres et la bouche, de l'autre, des tubes en ambre ou en bois ; 4° de les jeter dès qu'ils auront été aux trois quarts fumés, et de ne jamais les rallumer.

En résumé, je veux bien convenir, avec Méry, que Moka et la Havane sont deux merveilleux pays qui s'associent parfois pour donner une fête au cerveau ; il est possible que, pour certaines personnes, le moment où l'on raconte les plus charmantes choses, où la parole amuse le mieux l'oreille et l'esprit, soit ce moment solennel, pour un estomac satisfait, où le parfum du café se mêle à celui du tabac ; mais cette excitation, même factice et passagère, ne saurait s'obtenir sans perturbation de l'équilibre organique, et si elle est trop souvent répétée, elle entraîne fatalement des désordres.

Du reste, et toutes les phrases du monde n'y feraient rien, la pensée comme la santé s'enfuient fatalement devant l'invasion des joies sensuelles ; elles sont femmes l'une et l'autre : l'odeur du tabac leur répugne ; leur palais est délicat et l'absinthe leur fait mal !

DU BON FONCTIONNEMENT

DU TUBE DIGESTIF

On ne vit pas de ce qu'on mange, dit un vieil adage, mais de ce qu'on digère. — Il faut donc digérer, et cette nécessité est un niveau qui couche sous sa puissance le pauvre, le berger et le roi !...

Si l'on mange trop précipitamment, si les dents ou les mâchoires sont en mauvais état, le bol alimentaire ne sera pas suffisamment broyé et imprégné de salive. Arrivant dans l'estomac sous une forme trop grossière, il exigera un surcroît de travail de cet organe. Nombre de dyspepsies n'ont pas d'autre point de départ. — La compression de l'estomac et du foie par un corset trop étroit, surtout chez les femmes surchargées d'embonpoint, aux approches de la quarantaine, est cause de bien des malaises.

Si la mastication est une condition essentielle pour toute bonne digestion, elle devient encore plus indispensable chez les personnes âgées, dont les mâchoires ne fonctionnent plus avec la régularité et l'ardeur qu'elles avaient dans leur jeunesse.

La digestion, à un âge avancé surtout, s'accompagne parfois d'une certaine envie de dormir : il semble que la nature affaiblie ne peut suffire à la fois au travail de la digestion et à l'excitation des sens. On se laisse facilement gagner par la torpeur et le vague bourdonnement des midis d'été.

Si le besoin est trop impérieux, il pourrait y avoir inconvénient à y résister; mais, d'une façon générale, je repousse la sieste : elle énerve beaucoup plus qu'elle ne repose.

Dans les premiers moments de la digestion, il est dangereux de se fixer aux travaux de l'esprit, plus dangereux encore de fêter Cupidon : — Les desserts les plus délicieux ne sont pas toujours permis; mieux vaut digérer en rêvassant de très douces choses.

Les surexcitations, les secousses physiques, le dévergondage sont contraires à la cure; l'accalmie des sens vous est nécessaire; — prenez de l'amour ce qu'un homme sobre prend de vin, ne devenez jamais ivrogne. Je vous concède un doigt de cet excellent bordeaux, mais pas deux, mais pas la main tout entière. De grâce, n'abusez pas des corps gras : une pêche, si vous voulez, mais pas de péché !

Cette observation contient un avis « même pour la jeunesse, qui ne regarde à rien, un conseil pour les hommes faits, et une loi pénale pour ceux qui sont du mauvais côté de cinquante ans ». (Brillat-Savarin.)

Cibi, potus, venus, omnia moderata sint, lit-on dans un vieil auteur : c'est là le secret de bien des santés ! Nous l'oublions jusqu'au jour où la vie ne tient plus à nous, alors que nous tenons encore à elle !

*
* *

La quantité des aliments et des liquides doit être subordonnée au degré de force digestive de chaque malade et nullement à son appétit ; mais sur quoi peut-on se baser pour établir cette capacité digestive ?

La quantité de travail auquel l'homme est soumis est le vrai régulateur de la somme d'aliments qu'il doit prendre. Celui qui use peu de ses fonctions de locomotion (professions sédentaires, gens de lettres, artistes, écrivains, etc.) n'a besoin que d'une faible proportion de nourriture ; celui qui, par contre, comme le manœuvre et l'homme des champs, développe constamment ses forces, doit recourir à une alimentation plus abondante ; en même temps, la faculté digestive prend chez lui un remarquable accroissement, et les aliments les plus grossiers passent sans difficulté, alors que l'homme de cabinet peut à peine digérer les mets les plus raffinés.

Une nourriture un peu uniforme peut conduire à la satiété et aboutir à la dyspepsie : il sera donc nécessaire de varier l'alimentation, pour que l'appétit puisse s'exercer dans toute sa plénitude.

J'ai presque hésité à énoncer cette idée, car j'estime que généralement on mange trop. Les centenaires sont d'ordinaire des gens sobres, ayant constamment usé d'une nourriture simple et frugale. Nos pères ne connaissaient ni les épices, ni les apéritifs, ni les mixtures cosmopolites qui assaisonnent nos menus, et ils vivaient bien plus longtemps.

Aussi n'ai-je parlé qu'en faveur des hépatiques, qui ont de l'anorexie, une apepsie plus ou moins complète, dont la langue est chargée, qui trouvent un mauvais goût à tous les plats et voient arriver l'heure des repas, la nausée aux lèvres. Il devient quelquefois urgent de solliciter chez eux une sorte d'éréthisme digestif, en leur présentant des mets variés et appétissants. Tous les essais sont justifiables, malgré les contre-indications physiologiques, lorsque la nutrition est en péril. — Parmi les stratagèmes recommandés, le professeur Germain Sée conseille la viande réduite en pulpe, avec ou sans bouillon gélatineux ; la viande froide assaisonnée d'épices; les boissons à la glace, les eaux gazeuses, etc.

Il s'agit de temporiser, jusqu'au jour où l'on pourra rentrer graduellement dans les prescriptions régulières des ictériques calculeux.

Ces malades, de leur côté, devront surmonter le dégoût que leur cause la vue des aliments. Beaucoup se mettent à table avec une inappétence qui leur fait croire qu'ils ne mangeront pas; mais aussitôt que le frottement des premières bouchées a nettoyé la langue, qu'il a enlevé les saburres qui imprègnent les muqueuses de la bouche et l'arrière-gorge, l'appétit reparaît et la digestion se fait bien.

C'est là un fait qui ne doit pas être perdu pour la pratique.

Quant à ces appétits fantasques, caractérisés par un désir insensé des substances que nous regardons en général comme très mauvaises, il faudra parfois savoir capituler et faire bon marché de la nature des aliments, pourvu qu'ils soient supportés. L'appétence et le désir doublent, en quelque sorte, les aptitudes digestives de l'estomac. Si l'on ne peut accepter en hygiène d'une manière absolue le mot *quod sapit nutrit*, on ne saurait contester cependant que le désir ne soit un puissant condiment pour les mets et n'en facilite la digestion.

*
* *

Il est urgent d'avoir toujours le ventre libre ; son fonctionnement normal indique que les sécrétions du tube digestif et du foie s'accomplissent régulièrement. On peut dire avec autant de justesse que du bâtiment : Quand le ventre va tout va. C'est ce qui a inspiré l'originale réflexion qui va suivre à la reine de Roumanie : « Vous dites au prêtre que vous détestez les hommes ; il vous répond que vous n'êtes pas chrétien. Le médecin vous donne de la rhubarbe, et voilà que vous aimez votre semblable. — Vous dites au prêtre que vous êtes fatigué de vivre ; il vous répond que le suicide est un crime. Le médecin vous donne un stimulant et voilà que vous trouvez la vie supportable ! »

Sir Andrew Clark a soutenu récemment (novembre 1887) que certaines formes de chlorose dérivent directement de la constipation, avec rétention des matières fécales dans le côlon. L'accumulation dans l'intestin de matières en décomposition aurait pour conséquence une altération du sang par des produits toxiques.

Il en résulterait un véritable empoisonnement de l'économie.

J'ai cité cette opinion pour montrer la nécessité des évacuations journalières. — Il faut les provoquer, surtout lorsque la bile ne coule pas en suffisante quantité, non par des agents violents, par des purgations fatigantes (cette liberté intestinale exagérée, qui tourne à la licence, est généralement suivie d'une réaction en sens contraire), mais par des laxatifs répétés, par le régime, etc. Inutile de forcer votre talent; à chaque jour suffit sa tâche. Le verset biblique trouve ici son application : Fais le bien tous les jours !

Je conseille volontiers, pour atteindre ce but, l'usage du lait, des fruits cuits et de saison, et surtout la cure de raisins, lorsqu'elle est possible. Elle réussit généralement dans tous les états dus à la pléthore abdominale, flatulence, constipation, hémorrhoïdes, engorgements du foie et de la rate, avec ou sans vertiges, palpitations, oppressions, etc. Le régime végétarien, qui réduit au minimum les toxines qui pénètrent dans l'économie par l'alimentation, peut dans ce cas devenir fort utile.

Andrew Clark, que je viens de citer, a rédigé le programme suivant, à l'usage des gens constipés :

1º Au lever ou au coucher, boire à petits coups et lentement 125 à 250 grammes d'eau, froide ou chaude ;

2º Au lever, lotions froides ou tièdes avec une éponge, suivies d'une friction générale ;

3º Vêtements chauds et amples ; éviter de se serrer la taille ;

4° Surveiller l'alimentation; éviter les épices, les salaisons, les conserves, les gâteaux, les pâtisseries, le fromage, les fruits secs, les noix, le thé trop fort;

5° Marcher une demi-heure ou une heure au moins deux fois par jour;

6° Éviter de s'asseoir ou de travailler longtemps dans une position qui comprime ou resserre le ventre;

7° Solliciter chaque jour l'action des intestins, après le déjeuner, être patient dans cette sollicitation. Si elle reste sans succès le premier jour, recommencer tous les jours une fois à la même heure. Le quatrième jour recourir à un adjuvant. Le meilleur et le plus simple est un lavement composé de parties égales d'eau et d'huile d'olive.

Si par l'usage de ces divers moyens on ne peut réussir à obtenir une selle tous les jours ou tous les deux jours, il faut recourir à des moyens artificiels. Le but est de contraindre ou de persuader l'intestin d'agir d'une façon naturelle, par la production d'une selle modérée et plus ou moins solide.

Le lait de bonne qualité [1], dont j'ai parlé plus haut, lorsqu'il est toléré, lorsqu'il n'entraîne pas de consti-

---

1. On en trouve : 1° au kiosque de la compagnie fermière, près de la rue Burnol, jusqu'à la sortie du théâtre; 2° au dépôt de la ferme modèle, rue Sornin; 3° dans les principaux cafés, qui ont pris la

pation, ce qui se voit exceptionnellement, est fort recommandable.

Le régime lacté exclusif, très longtemps prolongé, associé à l'hydrothérapie, est même capable d'amener la guérison de la cirrhose alcoolique. On peut y associer l'iodure de potassium à la dose de 2 à 3 grammes par jour. Ce médicament contribue à arrêter l'inflammation embryonnaire péri-veineuse et peut empêcher la formation de brides scléreuses cicatricielles dans le foie. De l'avis de M. Lancereaux, le lait fait cesser toute irritation, et par cela même annihile la cause qui donne naissance à la cirrhose hépatique ; les éléments jeunes de tissu conjonctif ne se produisent plus ; il y a arrêt dans leur développement et leur organisation définitive. — La rapidité de la guérison varie nécessairement avec la forme, l'intensité et la période plus ou moins avancée du mal. Il y a naturellement plus de chances de prompte amélioration lorsque la santé générale n'est pas encore ébranlée.

bonne habitude de le servir dans de petits vases en cristal, qui ont fort bonne apparence. — On pourrait même tenter la cure de petit lait à Vichy, la mettre à la mode, au moins au commencement et à la fin de la saison, au lieu d'envoyer les malades au loin. — Il suffirait que le corps médical voulût bien ajouter cette nouvelle ressource thérapeutique à celles dont nous disposons, pour que les propriétaires des environs, alléchés par une perspective rémunératrice, se missent en mesure d'en fournir la quantité nécessaire.

Le lait, par son sucre, est générateur de glycogène hépatique, lequel joue un rôle considérable dans la destruction des alcaloïdes venus du dehors, aussi bien que dans la transformation des ptomaïnes qui se fabriquent dans le tube digestif et de toutes les substances toxiques, qui résultent des fermentations et des putréfactions intestinales.

Le lait fait notablement baisser la toxicité urinaire. Il est très important que la sécrétion urinaire reste irréprochable, en raison de la suppléance qui semble exister entre le foie et le rein, dans la cirrhose. Tant que les rognons fonctionnent convenablement, l'état du malade est satisfaisant; les produits toxiques qui s'accumulent dans le sang paraissent s'éliminer par l'urine. Au contraire, la fonction rénale vient-elle à se troubler, les phénomènes d'auto-intoxication apparaissent. — Il faut donc, je le répète, surveiller avec soin les urines et donner des diurétiques, s'il y a lieu, non seulement chez les cirrhotiques, mais encore dans toute autre affection hépatique.

J'insiste sur ces détails un peu arides, pour montrer combien il est nécessaire de maintenir le fonctionnement du foie d'une façon irréprochable. Du moment que le foie a une action vraiment protectrice, du moment qu'il agit directement sur les produits de la désassimilation, il importe de lui conserver toute son activité sur les poisons, et cette activité suit une marche parallèle à la richesse glycogénique de la glande.

Évidemment, il faut tenir compte des poisons biliaires; la bile est toxique par ses sels, par ses acides, et plus encore par sa matière colorante (Bouchard et Tapret); mais à côté il existe d'autres intoxications qui sont dues à ce que la cellule hépatique ne détruit plus les poisons organiques.

Il faut donc que le foie soit traité, dès qu'il est atteint; on précipiterait sa déchéance et celle de l'économie en retardant outre mesure de lui rendre l'intégrité de ses fonctions.

C'est à tort que des personnes, atteintes de jaunisse ou rendant couramment des sables, résistent aux sollicitations de leur médecin habituel, et attendent des années avant de se rendre sur les bords de l'Allier. Elles éviteraient bien des crises, bien des souffrances, en s'y prenant de bonne heure. — Une seule cure peut alors suffire pour conjurer le mal, tandis qu'il en faudra plusieurs dans l'avenir pour en avoir raison. Cela tient à ce que les calculs ne cessent de grossir, et plus ils sont volumineux, plus leur expulsion est pénible, plus elle s'accompagne de désordres. — Que les intéressés ne perdent donc pas un temps précieux et se mettent en route sans retards préjudiciables.

NÉCESSITÉ ET AVANTAGES DE L'EXERCICE

Dans un remarquable travail (de l'influence de la congestion chronique du foie, dans la genèse des maladies), le docteur Poncel, de Marseille, a relevé la nécessité capitale de veiller sur le foie, le plus important pour lui des organes de la nutrition. — La lésion hépatique, qui, à son avis, prépare lentement et sans secousse l'altération du plasma sanguin, en fournissant une bile anormale, en élaborant imparfaitement les matériaux absorbés, en épurant insuffisamment le sang des déchets organiques, c'est la congestion chronique. — Elle résulte de causes diverses, qui peuvent être ramenées à trois principales : les influences héréditaires, les influences morales, les influences de milieu.

Je ne relèverai dans le troisième groupe que l'influence des températures excessives, des ingesta irritants comme l'alcool et le défaut d'exercice, pour donner quelques unes des conclusions de l'auteur : « Il faut, dit-il, que dès l'apparition des premiers signes de congestion chronique du foie, le médecin puisse dire à son malade : « Si vous ne faites rien, dans trois ans vous serez rhumatisant, dans dix ans vous serez goutteux, diabétique, calculeux ou cataracté. Si vous ne faites rien, vos artères deviendront malades et à 60 ans vous serez ramolli ou apoplectique. Si vous ne faites rien, vos enfants auront des convulsions, seront scrofuleux ou tuberculeux. » Il indique en outre une thérapeutique large comprenant :

1° L'hygiène, c'est-à-dire l'observation des lois de la nature, des lois de la vie, afin de *prévenir* la congestion chronique du foie ;

2° Le traitement direct de la congestion, lorsqu'elle s'est produite, afin de *prévenir* les manifestations secondaires ;

3° Lorsque les altérations fonctionnelles ou de structure seront survenues, le traitement décongestionnant du foie fait concuremment avec celui de ces manifestations.

« A coup sûr, conclut-il, le mal prévu ne sera pas toujours empêché ; la santé a, en effet, contre elle une vie sociale *contre nature* ; il faut vivre dans des villes *surhabitées* où l'enfant, après avoir souffert pendant le nourrissage, souffre encore davantage pendant la jeunesse. Cette période qui, pour le développement et la formation organique, réclame tant d'air, de soleil et de mouvement, il la passe assis onze ou douze heures par jour sur les bancs du collège, sous l'œil d'un maître qui lui impose l'immobilité du corps et l'attention de l'esprit ; immobilité qui excite le sens génital en même temps qu'elle empêche la sanguification de se faire, attention qui épuise prématurément son cerveau par un travail hors de proportion avec son énergie fonction- nelle.

Après le collège, le jeune homme cherche dans une vie inutile, lorsqu'elle n'est pas dépravée, un soulage- ment et une détente, résultat presque obligé du vice d'une telle éducation. Alors commence la lutte pour l'existence, lutte ardente, fébrile et trop souvent sans grandeur, parce que, dans une société encombrée, à cause de son ardeur même, l'effort, au lieu de servir à l'épanouissement des facultés hautes, directrices et généreuses, excite, au contraire, l'ambition, l'envie, quand ce n'est pas la haine.

On pourrait donc dire sans exagération que, si cette civilisation ne *déprave* pas l'homme, à coup sûr elle l'amoindrit.

Voilà dans quelles conditions on devient père de famille.

Jusqu'à présent la détérioration de la santé était un peu corrigée par la femme, qui apportait dans le mariage une vie moins usée ; mais le résultat obtenu chez l'homme a été jugé *si bon*, qu'on s'applique aujourd'hui à préparer une génération de femmes expertes à disserter sur Hérodote ou Épictète ! ! ! et qui perdront dans cette vie trop cérébrale la santé qui leur reste encore.

Une telle mesure, si elle se généralise, produira des effets *désastreux*, nous ne craignons pas de le dire ; elle fera « ce peuple d'avortons qu'attend l'orthopédie ».

Pour suffire à la déperdition excessive de force qu'exige cet état social défectueux et faire face à la fois au travail et au plaisir, on recherche une alimentation impropre pour l'organisme et des boissons malfaisantes, qui, toutes, tendent à faire prévaloir les nerfs sur le sang et les muscles. Or, c'est avec un sang fort qu'on bâtit les races fortes. Enfin, tout semble si bien conspirer pour rendre l'homme malade, qu'il n'est pas même jusqu'aux fêtes intimes qui ne se résument, en fin de compte, en un somptueux festin, d'ordinaire véritable empoisonnement *par ignorance*, où l'art suprême consiste à mélanger les vins et à tromper l'estomac en l'excitant. Après quoi l'on peut s'attendre à 24 heures au moins, de dyspepsie, de flatulence, lourdeur de tête, etc.

On le voit, rien de plus difficile que de *défendre* sa santé contre les empiètements de nos mœurs, de nos usages, de notre civilisation. Si l'on veut bien résister, cependant, et la sauver, il faut tout d'abord changer la division du temps dans les collèges et accorder une beaucoup plus large place aux exercices physiques, en tête desquels nous plaçons les longues promenades et la natation.

Il faut préférer la colline pour les excursions parce que l'effort y est plus grand, le mouvement plus varié et l'air plus pur.

La natation, le bain de mer surtout, fortifie, donne du courage, en même temps qu'une joie expansive.

Le soleil réchauffe et vivifie et son rayonnement fait le rayonnement de l'âme.

Il importe donc de révéler de bonne heure la Nature à l'enfant, et de la lui faire aimer, si l'on veut dissiper les fermentations putrides physiques et morales que produit, d'ordinaire, la vie renfermée.

Cette vie plus au grand air, plus extérieure, plus expansive, favorisera le développement parallèle de tous les organes, et le cerveau lui-même, loin d'être négligé dans cette éducation nouvelle, deviendra plus fécond parce qu'il sera plus fort.

L'enfant ainsi formé à une vie indépendante et virile, devenu homme, travaillera utilement; il s'expatriera facilement; il sera, à la fois, *producteur* et *reproducteur*, car ce sont là les deux caractéristiques de la force d'un individu et l'expression réelle de sa vitalité ! »

C'est à dessein que j'ai cité longuement le docteur Poncel, afin de mieux démontrer la nécessité de faire de l'exercice, chaque jour. La vie sédentaire dispose de la façon la plus nette aux coliques hépatiques, à la gravelle biliaire et urique. — Dans les antécédents de nos malades, nous trouvons que les hommes sont enfermés dans un bureau, dans un magasin, dans une bibliothèque, dans un de ces ministères où les Silvio Pellico administratifs passent sept à huit heures consécutives à remplir avec dégoût un tas d'imprimés, presque toujours inutiles. Pour d'autres, l'inactivité a succédé brusquement à une vie très active, lorsqu'ils se sont retirés des affaires ou à la suite d'un accident. On constate chez les femmes qu'elles ne sortent pas de leur intérieur, qu'elles s'adonnent à la couture, à la broderie, à la tapisserie, à la peinture, qu'une maladie de matrice ou une grossesse les ont obligées à rester longtemps couchées, etc.

Donc, il faut se remuer, se déplacer, faire jouer ses articulations. La marche est préférable à tous les autres genres de sport, surtout après les repas, et les personnes les plus impotentes arrivent graduellement à faire des kilomètres, en augmentant peu à peu la durée de leurs pérégrinations. — Inutile de faire du zèle et de vouloir trop entreprendre à la fois ; avec un entraînement méthodique, le but sera sûrement atteint, sans que l'effort soit trop pénible, sans qu'il soit nécessaire de rester ensuite trop longtemps au lit, sous prétexte de réparer la fatigue de la veille. Ce serait perdre d'un côté ce qu'on aurait gagné de l'autre. — Il importe de se lever de bonne heure, vers sept heures au plus tard, de renouveler l'air de l'appartement et, après un premier déjeuner, de sortir le plus tôt possible, dans un costume commode et pratique : pas de corset trop serré, ni de chaussures excentriques.

Rien de bon comme la promenade matinale, au moment où tout s'éveille, où tous les êtres animés éclatent en chansons ; c'est comme une joie de renaissance qui déborde et que ne connaissent pas les attardés du lit. On ressent l'impression d'une œuvre inédite ; il semble que ce qu'on voit, ce qu'on respire, n'a encore été ni vu ni respiré. — Hâtez-vous de profiter de ce matin si court, imprégné de la senteur des petites fleurs champêtres, dont la cloche prosaïque du déjeuner ne tardera pas à vous priver, au bruit narquois de ses dix coups.

S'il fait trop lourd, l'après-midi, ne sortez pas ; mais rattrapez-vous après dîner, tout en évitant l'humidité, lorsque les heures du soir descendent légères et vaporeuses sur le parc, tout baigné de la rose illumination du couchant. — On est comme mêlé à l'âme du crépuscule et l'on savoure mieux les frissons salubres du plein air, quand s'assoupissent les tracas et la chaleur du jour, dans la paix de la nuit qui commence !

L'homme étant généralement un animal sociable, il y a lieu de lui recommander la promenade, en compagnie d'une ou plusieurs personnes, avec lesquelles il pourra causer et qui l'encourageront à persévérer. A ce point de vue, les gymnases publics sont préférables aux gymnases privés; on se néglige moins dans les premiers que dans les autres; on y subit la stimulation de l'exemple, et un exercice qui serait pénible, pris isolément, deviendra un plaisir sous la direction d'un moniteur ou sous les yeux d'une galerie bienveillante.

Le jeu de billard, qui exige un exercice modéré, sera souvent une excellente chose, après les repas. Le docteur Patézon le recommande tout particulièrement.

« Je ne connais pas, dit-il, d'exercice plus salutaire. Il occupe le système musculaire, sans pourtant occasionner de fatigue. L'homme qui s'y livre marche, se penche, exécute des mouvements de bras qui se communiquent au tronc, et en même temps son esprit trouve des stimulants. Il imagine des combinaisons, se

déride à la vue d'un coup habile ou heureux, anime la
conversation par ses saillies, et la digestion se trouve
faite. »

Je n'ai jamais goûté personnellement un plaisir sen-
suel à voir des billes d'ivoire s'entrebaiser sur la pelouse
verte du tapis ; j'ai toujours préféré une promenade au
grand air aux coulés sobres, aux massés machiavéliques,
aux rétros sataniques des amateurs, pour qui le caram-
bolage n'a plus de secrets ; mais enfin, lorsque le soleil
est torride ou qu'il pleut, cet exercice est encore préférable à l'inertie.

Lorsque l'estomac est occupé à la digestion, il doit
être le siège d'une réaction suffisante, et aucun organe,
aucun système ne doit dériver à son profit le sang, le
calorique, l'influx nerveux, dont le viscère gastrique a
le plus grand besoin pour accomplir ses fonctions.
C'est pourquoi on ne devra se livrer, après le repas, ni
à un travail d'esprit trop sérieux, ni à des *mouvements
trop violents,* comme ceux que comporte l'équitation.

Le vélocipède qui est si en vogue et qui tente même
les dames, qui ne craignent pas de l'enfourcher, ce qui
est un tort, à certaines périodes plus spécialement, a
ses inconvénients, surtout pour les hommes faits, qui
ont des hémorrhoïdes ou une hernie ; il nécessite des
efforts qui compriment la paroi abdominale. C'est une

distraction qui convient surtout aux jeunes gens et encore je les engage à n'y avoir recours que le matin et le soir. J'ai été témoin de refroidissements et d'accidents assez graves, consécutifs à des chutes. Chaque été, j'ai à donner des soins à quelques imprudents, qui se sont figuré qu'avec le tricycle il n'y a rien à craindre. Or, il suffit de mal tourner, d'être arrêté brusquement dans sa marche, pour qu'en raison de la vitesse acquise, des chocs violents, avec plaies, ecchymoses, luxations et fractures, puissent se produire.

En supposant que l'habileté des amateurs les mette à l'abri des accidents, l'exhalation cutanée, quand elle s'exagère, contribue à tarir les sécrétions stomacales.

On conçoit que des députés aient songé à mettre un impôt sur cet instrument perfide, lorsqu'on suppute qu'un bicycliste adroit et expérimenté peut renverser de vingt à trente personnes par jour et licencier un pensionnat en quelques instants. Les femmes en particulier sont une proie facile, et rien n'est curieux comme le spectacle d'un bicycle entrant brusquement sous des jupons soyeux. Il est rare qu'une dame résiste à cette vigoureuse attaque et les assaillants n'en sont plus à compter leurs bonnes fortunes!

Quant à la promenade en voiture, elle doit être de courte durée, en terrain égal autant que possible, de façon à éviter les cahots, avec une vitesse modérée et un véhicule spacieux, aéré, bien suspendu.

Il y a lieu de ne pas en abuser, car les cochers, les conducteurs de diligence, les receveurs d'omnibus, comme les personnes qui sont constamment en voiture, présentent un certain degré d'embonpoint.

La danse elle-même, qui est un agréable correctif de la vie sédentaire, la danse, qui contribue à l'éducation physique et seconde l'harmonie du développement, devient une mauvaise chose lorsqu'elle est trop répétée ou qu'elle se prolonge outre mesure. Il est rare qu'après un bal savouré jusqu'à l'aube, on n'ait pas les yeux jaunes et le facies terreux.

Depuis quelques années, du reste, on encourage peu la chorégraphie à Vichy. Si cela continue, les jeunes gens perdront complètement l'habitude d'avoir des conversations météorologiques, sur le temps qu'il fait, et de marcher impitoyablement sur les pieds de leur danseuse, ce qui est impardonnable... il y a tant de place à côté.

Il est toujours regrettable qu'une soirée fasse brèche dans la nuit, alors que la matinée qui suivra réclame tous les instants du malade. Et puis, enfin, les refroidissements, la bronchite et le reste, attendent danseurs et danseuses à la porte, lorsqu'ils ont achevé de transpirer en cadence. Le danger est surtout à redouter pour les dames qui font généreusement les honneurs de leur corsage.

L'habitude d'aller *régulièrement* au spectacle ne me paraît pas non plus digne d'être encouragée, car l'atmosphère de la salle est forcément viciée et surchauffée. Et, encore là, il y a un certain dédommagement intellectuel ; mais que dire des cafés-concerts enfumés, où l'on va prendre un bain de bêtise épaisse. Il y a une sorte d'encanaillement à aller écouter leurs inepties ; on s'y émousse le goût ; on y boit une mauvaise eau-de-vie morale qui blase le palais et empêche de sentir les aromes de choix.

Il est beaucoup plus sain et tout aussi attrayant d'entendre le concert, qui a lieu sous la vérandah, et, à défaut de concert, de laisser vaguer son regard fureteur, de deviner l'âge que les dames ne se donnent pas, d'observer ce qui se passe sur les promenades ou dans le casino, ce kaléidoscope qui offre en petit l'image parfaite de la société, avec ses vanités, ses prétentions, ses ridicules : — les élégances douteuses, les mensonges plastiques des robes, les attitudes photographiques des douairières à moustache, la chasse au mari par des Agnès ultra-majeures, les mines sombres des décavés, les fugues des amoureux dans les recoins, les grimaces de certaines dames peintes par... elles-mêmes, l'arrogance de celle-ci, la beauté piquante de celle-là, la laideur de tant d'autres, le contraste entre les femmes du monde et celles de tout le monde, etc., voilà autant d'occasions de commentaires intarissables.

Si vous tenez à fréquenter le théâtre, et ce goût se comprend bien pour les personnes qui en sont habituellement privées, n'allez entendre que l'opéra ou les pièces gaies, celles qui peuvent vous dérider et non les drames pleurards, à thèses et à coups de couteau, pimentés de meurtres et de suicides; faites une promenade digestive, avant d'aller vous enfermer, sortez dans le jardin pendant les entr'actes et ne vous exposez pas aux courants d'air, à la sortie. — Pas de noctambulisme consécutif, ni de station à la salle de jeu. Cendrillon n'égara que sa pantoufle, en attendant jusqu'à minuit pour partir; vous perdriez davantage, en imitant son exemple; vous devez vous coucher à une heure décente, car les veilles prolongées sont désastreuses. Ne vous endormez pas en laissant votre fenêtre ouverte, quelle que soit la chaleur. Le refroidissement nocturne pourrait être dangereux.

En même temps que vous quittez vos vêtements, déshabillez aussi votre cerveau de toute idée noire ou absorbante; faites votre caisse, à la façon du baron

Desforges (V. *Mensonges*, par Paul Bourget), c'est-à-
dire repassez en esprit, comme lui, les derniers inci-
dents de la journée : « Avoir fait du massage, de l'es-
crime, du cheval, le matin, colonne des recettes,
c'était emmagasiner de la santé. — Avoir bu du bourgogne à dîner ou du porto rouge, son péché mignon,
ou mangé des truffes, ou aimé Suzane..... colonne des
dépenses. — Quand il s'était permis un petit excès
contraire aux règles très réfléchies de sa conduite, il
pesait avec soin le pour ou le contre, et il concluait
par un « ça valait » ou « ça ne valait pas la peine »,
motivé comme un arrêt de justice. »

Avec l'habitude de cet examen journalier, nos
malades ne tarderaient pas à comprendre que leurs
écarts sont toujours chèrement payés.

L'influence bienfaisante du sommeil s'étend à toute
l'économie; il la retrempe, il la régénère; chaque
réveil doit être comme une éclosion nouvelle à la vie.
Il ne faut pas qu'il soit triste, assombri par de sombres
préoccupations, que ce soit l'instant de lucidité où
vous apparaissent le mieux la vanité de la vie, dégagée
de tous ses mirages trompeurs, la rapidité des années,
l'émiettement de tout ce à quoi nous essayons de rac-
crocher nos mains, et le néant final, le grand trou
béant de la mort, là, tout près, que rien ne déguise plus.

— Non, ce n'est pas le moment de fredonner le triste lamento des printemps disparus. Ce serait mauvais signe de commencer aussi mal la journée.

Les meilleurs moyens de maintenir et de rappeler le sommeil sont : la régularité des heures qu'on lui consacre, la tempérance, la proportion entre l'exercice et l'alimentation, l'abstention de travaux intellectuels excessifs, de lectures ou d'entretiens émouvants, quelque temps avant de se mettre au lit, l'éloignement des stimulants sensoriaux, l'habitude de se lever matin. Que le sommeil vienne doucement, sans heurt, précédé de cette brume rêveuse, où l'être semble se fondre et qui exclut les cauchemars.

On s'endort gaiement au souvenir d'une causerie amicale qui a semé de bons rêves sous l'oreiller; le lendemain, on se relève plus fort que la veille, l'esprit plus sain, la tête plus légère, la pensée plus libre. On perçoit comme des bouffées de pressentiments joyeux, d'espérances couleur de rose, sous la chaleur desquelles on se sent plein d'aise et de confiance : c'est le prélude de la guérison prochaine!

LES BAINS, L'HYDROTHÉRAPIE

ET LE MASSAGE

Les grands bains tièdes, de 32 à 35 degrés, selon la température, avec un tiers ou moitié d'eau minérale, tels qu'on les prend habituellement à Vichy, ont non seulement une action générale, mais encore méritent d'être recommandés, pour calmer les malades, au moment de leurs coliques hépatiques. A diverses reprises, j'ai reçu des personnes qui avaient été prises de ces affreuses douleurs pendant leur trajet en chemin de fer; presque toujours, le bain, en les délassant des fatigues du voyage, en calmant la surexcitation de leur système nerveux, suffisait pour ramener le calme, sans qu'il fût nécessaire d'avoir recours à d'autres procédés, injections de morphine, belladone, éther, chloroforme, chloral, éther-amyl-valérianique, cataplasmes et lavements laudanisés, potions et suppositoires anesthésiques, etc.

L'essentiel est de ne pas prendre les bains trop chauds, trop longs, de ne pas en abuser et de marcher ensuite au grand air, à cause du gaz carbonique qu'on a pu respirer dans la cabine. Il en résulte quelquefois des pesanteurs, de légers maux de tête, qui disparaissent vite au dehors. On ne se croit plus obligé, comme autrefois, de prendre vingt-et-un bains consécutivement. Cette pratique absurde a été abandonnée, et il est bien rare qu'on les prolonge aussi longtemps. Pour mon compte, je m'empresse de les espacer ou de les suspendre, dès que les malades accusent de la dépression, se sentent comme affaissés, en sortant de leur baignoire. — La douche, lorsqu'elle n'est pas contre-indiquée, vient alors contrebalancer de la façon la plus heureuse cette atonie momentanée. — Elle active la circulation du sang, qui laisse si souvent à désirer chez les hépatiques.

C'est surtout lorsque le foie est volumineux, inerte, insensible, au début de la plupart des cirrhoses, surtout la cirrhose alcoolique, que la douche générale et la douche locale rendent de réels services. — L'hydrothérapie est un agent puissant, à la fois résolutif et révulsif, capable à lui seul de réduire la glande hépatique ; c'est un reconstituant énergique, chaque fois qu'il s'agit de réveiller la vitalité alanguie, de donner une plus grande activité à toutes les fonctions, à tous les phénomènes nutritifs.

Pour éviter des mécomptes, il y a lieu de tâter la susceptibilité des malades et de commencer par de l'eau tiède, avant d'aborder l'eau froide. J'ai l'habitude de n'avoir recours à ces pratiques externes, qu'après dix à douze jours de traitement, alors que la cure se poursuit sans nuages et sans douleurs, lorsque la balnéation commence à entraîner une certaine lassitude. Quelquefois des poussées de jaunisse et même des coliques hépatiques succèdent aux premières applications; il n'y a pas lieu de s'en alarmer outre mesure, si l'incident n'a pas de suites, si la réaction se fait bien. Il en résulte parfois une crise libératrice, qui n'est pas à dédaigner, puisqu'il faut que l'ennemi sorte de la place. Les calculs auraient pu ne pas s'engager sans cette secousse salutaire, et continuer à grossir; c'est donc un mal pour un bien. Cette colique tolérable peut en éviter de terribles pour l'avenir.

C'est une question de tact et d'expérience, qui demande à être surveillée de près.

*
* *

Quelques personnes se font à tort un épouvantail de l'hydrothérapie. Pour elles, prendre une douche, c'est presque faire un voyage au pôle nord; c'est aller au Spitzberg en quelques secondes; l'eau qui tombe leur

produit l'effet d'un couperet et la vue du doucheur les
fait songer à l'exécuteur des hautes œuvres. Voilà bien
le parti-pris, car la tolérance s'établit rapidement et le
résultat est assez important, pour triompher de la pusil-
lanimité la plus enracinée. La crainte des artropathies,
chez les sujets rhumatisants, commande de tâter pru-
demment le terrain et de commencer par de l'eau
chaude ou tiède. Avec cette précaution, rien à craindre,
puisque le résultat obtenu indiquera la conduite à tenir
pour arriver à la réaction... la seule permise aujour-
d'hui par le gouvernement.

Sous l'influence de l'eau froide, je le répète, le système musculaire gagne de la force et de l'énergie; il
soutient sans fatigue, au bout d'un certain temps, des
exercices dont il n'était pas capable auparavant; la
paroi abdominale se rétracte; l'assimilation, la nutrition, l'absorption interstitielle sont activées; la vigueur
de l'esprit s'accroît en même temps que celle du corps,
et l'on éprouve un sentiment de bien-être qu'on n'avait
pas soupçonné. Cela mérite bien quelques efforts et un
peu de patience. Laissez-vous donc asperger, car il est
vraiment fait d'une eau de vie ce salutaire jet de Jouvence, qui va vous envelopper des pieds à la tête :
« Là, comme dit Coquelin, sont les joies, les croyances
revenues, le bonheur, l'entrain, la force, l'enthou-

siasme, l'œil vif, le corps droit, vigoureux, l'âme riante, l'oubli des soucis, la bienveillance retrouvée, le courage de supporter sa belle-mère ! »

*
* *

Le massage, qu'il soit employé sous forme d'effleurage, de frictions, de pétrissage ou de tapotement, réussit très bien chez la plupart des hépatiques, qui ont le foie et le ventre gros, qui sont surchargés d'embonpoint, toujours essoufflés, dans un état continuel de malaise, incapables de supporter le moindre effort. Non seulement, la circulation profonde, mais encore la circulation du muscle et de la peau en sont avantageusement modifiées.

Ewald a employé le massage avec succès dans l'atonie des voies digestives avec constipation ordinaire, sans lésion de l'estomac. Il a rapidement réussi par ce moyen à régulariser les fonctions de l'intestin.

Zabludowski conseille de pratiquer un pétrissage énergique des anses intestinales, le malade étant placé dans la position genu-pectorale. A l'aide de son procédé, il a réussi à triompher, en quelques séances, de constipations chroniques datant de plusieurs années et ayant résisté à tous les moyens employés antérieurement.

Dans l'obésité, le massage, associé à l'hydrothérapie, est d'une efficacité incontestable.

Dans ce cas, le massage doit être général et il faut recourir à des manipulations assez vigoureuses : frictions, pétrissage, foulage, claquements.

Percy et Laurent recommandent vivement l'usage de la palette.

Chez quelques dames, qui présentaient un véritable tablier de chairs retombantes, j'ai obtenu des modifications assez rapides, qui, au bout d'une dizaine de jours, leur permettaient déjà de marcher, de se courber, de mettre leurs chaussures elles-mêmes, de respirer enfin beaucoup plus librement.

On est étonné du nombre de femmes qui, à Vichy, promènent leurs 120 kilos dans les parcs. Ce sont généralement des personnes qui sont sur le point de passer la mer rouge, ou qui, après avoir traversé la période de l'âge de retour, ont engraissé outre mesure et se sont transformées en statues vivantes de l'apoplexie. La plupart y étaient prédisposées par leur constitution ; mais de funestes habitudes d'inertie ont favorisé l'évolution de la diathèse congestive. Ce sont surtout des provinciales qui se transforment avant les délais voulus en phénomènes. Elles s'occupent dans leur intérieur, sans doute ; mais elles s'y confinent, surtout pendant l'hiver,

dans une tenue abandonnée, sans stimulants, indiffé-
rentes à tout, sauf aux potins du voisinage, et ne le
quittent que le dimanche pour aller aux cérémonies
religieuses, ou pour faire quelques visites. Elles ne
songent même pas à passer devant leur miroir, pour
réparer ce qui est réparable, une partie des heures
interminables de la journée. Elles préfèrent les consacrer à des niaiseries prosaïques, surtout aux petits
ouvrages qui les immobilisent et leur rougissent les
yeux. Aussi, tout en étant dans de meilleures conditions hygiéniques, dans un milieu plus sain, elles se
portent souvent moins bien ou font moins d'exercice
que leurs sœurs des grandes villes, surtout les Parisiennes, qui s'intéressent à tout et ont au moins la
curiosité des arts et des colifichets. — Ces dernières
sortent généralement tous les jours; il faut que la température soit d'une inclémence rare pour qu'elles
renoncent à trottiner, à faire un tour là où on se ren-
contre et où on peut les admirer. Elles ont en outre
des habitudes de propreté absolument inconnues en
province; leurs bas sont tirés, leurs cheveux ont été
peignés avec soin, les ongles de leurs mains et de leurs
pieds sont polis comme une coquille rose; l'eau salutaire a vraiment lavé et baigné toute leur chair, qui
librement vit et respire. Si M. Alphand est inquiet, si

l'eau manque souvent, c'est qu'on s'en sert : c'est que
les Parisiennes usent fréquemment des bains et des
ablutions les plus intimes, alors que les bourgeoises de
Pontamousson et de Carcassonne passent des mois
entiers sans se plonger dans l'onde pure. Elles ont des
cuvettes microscopiques contenant à peine de quoi
désaltérer un oiseau-mouche ; elles ne prennent pas de
bains pendant l'hiver et ne possèdent pas le meuble
quadrupède... que vous savez, sorte de rince-bouche
des basses régions, qui est indispensable à toute
personne qui se respecte.

Aussi, les premières conservent longtemps leurs
allures jeunes, leur démarche, leur sveltesse et leurs
avantages ; elles n'ont jamais que quarante ans sur les
actes de l'état civil. Les secondes ont un teint qui rappelle l'écrevisse bordelaise ; elles se laissent envahir
prématurément par l'embonpoint ; après quelques
années de mariage, elles n'ont plus de taille et offrent
au nord et au midi de leur personne des empâtements
gélatineux, des étages chancelants de tissus adipeux,
qui n'ont rien de commun avec les convexités qu'elles
envient à leurs modèles. Ce sont de véritables fluxions
hottentotes.

Leur âge devient facilement visible, quoique caché ;
leur poitrine est vraiment trop copieuse pour les deux

mains d'un seul homme ; Cupidon se sauve, effrayé ; il y a trop à aimer !

Donc, mesdames, ne craignez pas de vous faire masser, de vous lotionner, de vous frictionner, de remuer, d'agir, de vous dépenser. Mangez peu, buvez peu ; pas d'aliments aqueux, tels que la soupe ; pas de sauces ; peu de farineux ; peu de pain. — Portez des chaussures au talon raisonnable, pas trop exiguës, qui permettent la marche. Après une bonne course, vous vous reposerez avec plus de plaisir sous l'abat-jour des marronniers et vous aurez acquis le droit de critiquer les matrones impotentes qui, tous les ans, font la stupéfaction de nos hôtes. Les stations prolongées sous les arbres ne sont condamnables que le soir, lorsque le sol est humide, après des pluies prolongées.

Les exercices physiques sont aujourd'hui très en vogue dans les établissements de jeunes filles, comme dans ceux de jeunes gens. On cherche avec raison à créer une nouvelle génération large d'épaules et d'idées ; mais il est bon de continuer toute la vie à fortifier les muscles et les caractères. C'est le meilleur moyen de permettre ensuite au cerveau de se meubler de pensées, jusque dans les moindres recoins.

Une appréhension, tirée d'un préjugé, consiste à croire que le sport est incompatible avec tout effort

intellectuel. Rien n'est plus erroné. Alphonse Karr a
été toute sa vie la preuve significative de cette erreur.
Le brillant auteur des *Guêpes* menait à Etretat la rude
existence des pêcheurs, il manœuvrait les voiles de son
embarcation, passait des nuits à la mer, bravait la mort
dans les gros temps et n'en était pas moins un penseur
délicat. Nos impressions d'énervés troublent nos juge-
ments. La force, parce qu'elle est une condition de la
santé est un élément de puissance et d'équilibre pour
l'intelligence. Boxons, canotons, tirons le fleuret,
l'épée et le sabre, nageons, montons en steeple, afin
de pouvoir mieux vivre ensuite dans le commerce des
esprits d'élite, afin de mieux combattre les mauvais
effets de l'air de bêtise qu'on respire. Les ouvrages des
bons auteurs sont un vaccin ; il faut se faire souvent
revacciner !

MÉLANCOLIE ET SOCIABILITÉ

Les maladies du foie disposent à l'hypocondrie, à la sauvagerie. Parce qu'ils sont jaunes, les malades se figurent qu'ils sont l'objet de l'attention générale ; cela les gêne, ils cherchent à s'isoler et ne descendent qu'à contre-cœur à l'hôtel. La table d'hôte leur est particulièrement antipathique. — Leur allure semble se conformer à leur triste pensée. Si on les laissait faire, ils iraient se loger à l'écart, dans les maisons les plus dissimulées, et vivraient comme des échassiers anglais, touchés par le spleen, comme si la solitude n'était pas ce qu'il y a de plus à redouter, en ce sens que rien alors ne vient donner le change aux soucis sournois, toujours à l'affût.

Voilà ce qu'il ne faut pas faire, si vous voulez que vos yeux arrivent enfin à voir tout en beau. Il est urgent de donner congé aux lugubres hantises, de chasser les papillons noirs et de changer de genre de vie. Je veux voir poindre le soleil sous ces vilains brouillards.

Que les familles, lorsqu'elles sont en nombre, s'installent dans les villas, rien de mieux ; mais les sombres hépatiques, aussi folâtres que l'avenue du Père-Lachaise, qui seraient disposés à appeler la camarde pour les aider à soulever leur fagot, ont besoin d'être secoués et de subir l'influence remontante de leurs semblables. — Tous ne vous plairont pas, c'est certain, mais il est rare que sur une centaine de convives vous n'en trouviez pas avec qui sympathiser. — Il n'y a pas que des grincheux dans les belles salles à manger de Vichy ; on y coudoie aussi de charmantes femmes, qui semblent pétries d'une argile de choix, de gracieuses jeunes filles, qui laissent sur leur passage comme un sillage heureux : elles sont délicieusement vêtues de robes si souples, que l'étoffe en semble vivante et tiède. Le bonheur semble entrer avec elles et vous ne serez plus attristé, en ayant leurs jolis yeux comme vis-à-vis, leurs yeux si transparents qu'on voit, derrière, l'âme bleue qui les colore et les divinise !

On a dit avec raison que la gaieté était la sœur de la santé ; elle devrait avoir son couvert à toutes les tables.

Surtout, cessez momentanément toute affaire et laissez voguer en paix le vaisseau de la chose publique ! Pas de politique pendant les repas ; laissez cette besogne à ceux qui y sont condamnés par profession ou par ambition. La politique a beau faire dans la conversation l'office des quatre mendiants, qu'on ne sert que dans la saison improductive et lorsque les primeurs manquent, il faut lui donner congé pendant votre séjour à Vichy. Heureusement les hostilités dues à des opinions différentes tendent à s'apaiser ; bientôt, je l'espère, les maîtresses de maison qui tiennent à leur porcelaine pourront faire dîner ensemble l'aigle, le lys et le bonnet phrygien, sans craindre la casse. La sociabilité naturelle au caractère français reparaîtra alors dans sa bonne grâce !

S'il n'est pas absolument vrai, comme l'a insinué un auteur en vogue, que les qualités morales soient liées parfois à l'excellence de l'estomac, qu'une bonne digestion soit la preuve d'une conscience pure, il est certain que la contention d'esprit, les préoccupations de toute nature, les chagrins, les tracas d'affaires, les pertes d'argent, les deuils, les déceptions, les contrariétés, les émotions trop vives, les ennuis domestiques occasionnés par la légèreté d'une épouse, d'une fille, les causes morales tristes, ont un retentissement regrettable sur le foie. L'annonce d'une mauvaise nouvelle, la peur, peuvent certainement amener une contraction brusque des voies biliaires, le déplacement d'un calcul et finalement une crise hépatique. — Aussi, j'interdis à mes clients les cérémonies funèbres, les enterrements, les visites de deuil, même les lectures et les drames trop tragiques. Je leur recommande la comédie vécue, fine, gauloise, celle où l'on rit et où l'on se forme en même temps, parce qu'on y voit son prochain, tel qu'il est, c'est-à-dire, le plus souvent, naïf, étourdi, solennel et gobeur !

Tâchez de vous intéresser à quelque chose ou à quelqu'un : le malheur et la souffrance des autres, pourvu qu'ils ne soient pas assez grands pour inspirer l'aversion et l'horreur, exercent quelquefois une influence favorable sur les hypocondriaques. Les personnes les mieux douées moralement sont conduites par un instinct délicat vers les œuvres de dévouement et de charité, lorsqu'elles-mêmes ont été frappées par de grandes douleurs. Elles sentent que le meilleur remède à la concentration égoïste, que tendent à produire les cuisants chagrins, est de réveiller les sentiments généreux et de les stimuler fortement par le spectacle des misères humaines.

Un milieu nouveau, comme Vichy, doit faire naître des habitudes nouvelles : l'esprit, qui restait indifférent à des excitations maintes fois ressenties, ne tarde pas à s'émouvoir sous l'influence de celles auxquelles il n'était pas accoutumé ; la distraction, qui n'est au fond qu'un changement d'habitudes, l'éveille et le ranime. Cette excitation du cerveau se traduit par le retour de l'activité nerveuse. Alors les muscles retrouvent leur ressort, le besoin de vivre apparaît, l'appétit se réveille, la digestion se régularise; en un mot, le mécanisme de la vie se remet à fonctionner.

A Preston, devant les habitués du Harris Institute, sir John Lubbock, l'éminent physicien de la Grande-Bretagne, vient de faire une conférence « *sur l'art de régler sa vie* ». Avec son bon sens pratique et sa saine philosophie, il a recommandé à ses auditeurs de combattre le spleen et de profiter de toutes les occasions de détente intellectuelle qu'ils peuvent rencontrer.

Voici du reste le passage principal de sa causerie familière :

« Loin qu'il faille considérer l'effort soutenu et journalier comme l'unique loi qui régisse l'individu, il faut toujours faire place aux plaisirs, aux saines distractions, aux joies de la famille et de l'amitié. Le vrai devoir de l'homme est d'être heureux, et de rendre heureux ceux qui l'entourent.

« Or, le secret du bonheur est de bien remplir sa tâche, quelle qu'elle soit, et l'on n'y arrive jamais mieux, selon le mot de Pline, qu'en sachant se divertir à propos et se tenir en gaieté.

« En général, la grande difficulté n'est pas tant de se procurer ce qui amuse à l'occasion, que de résister aux assauts de la douleur et des soucis. Parmi ces soucis, il en est sans doute d'inévitables. Mais n'y en a-t-il pas un grand nombre que l'homme sage peut conjurer, s'il y apporte un peu de soin, ceux par exemple qui proviennent d'une négligence habituelle des principes élémentaires de l'hygiène ?

« La maladie, les petites incommodités sont en effet la grande source de la préoccupation et de la tristesse. Or, il faut bien le dire, dans les trois quarts des cas, l'individu semble avoir eu en vue de se les assurer, au lieu de conduire sa vie en vue de les éviter.

« Peu de gens savent à quel point la santé de l'individu est véritablement à sa discrétion. Chacun sait bien qu'il peut à volonté se rendre malade, mais on oublie trop qu'on peut également beaucoup pour rester bien portant. La sagesse des nations proclame qu'à quarante ans quiconque n'est pas un sot doit être plus ou moins médecin. Malheureusement, le plus grand nombre des hommes, au lieu d'être médecins, à cet âge, sont malades. Et qu'aurait-il fallu pour leur épargner ce supplice ? Rien de plus que des habitudes régulières, de l'exercice quotidien au grand air, de la propreté personnelle, une alimentation bien comprise, et,

spécialement, la modération dans le boire et le manger.
Neuf fois sur dix le malade ne doit sa maladie qu'à lui-
même. »

En conséquence, je voudrais que chacune des heures
de nos hôtes fût marquée par une distraction ou un
délassement. Je voudrais les voir constamment épa-
nouis par les échos d'une joie entraînante.

Il faut qu'un rayon vienne sourire, du matin au soir,
à travers les brumes des cerveaux les plus atrabilaires
et leur fasse oublier les chers *absents*.

*
* *

Sur ce dernier mot, qu'il me soit permis de formu-
ler le vœu que chaque cure soit entreprise isolément
par les ménages. Une courte séparation est toujours
excellente, même pour les couples les plus unis. Je
n'en excepte même pas Philémon et Baucis. L'éloignement est la source où l'amour se retrempe. Le cœur
lui-même a besoin de faire relâche. Il lui faut des
vacances. Le retour est une si belle occasion de tuer le
veau gras... à moins qu'on ne préfère le gibier.

Pendant cette séparation forcée, on oublie les petits
froissements, les côtés prosaïques de l'éternel tête-à-
tête. Les scories disparaissent et le bonheur reste. On
dirait que l'absence le tamise et le passe au crible, pour

n'en retenir que l'exquis. Comme on ne peut pas se rejoindre, on brûle de se revoir, et généralement, d'un commun accord, on abrège le sursis. Tout alors change d'aspect. La réunion attendue, désirée, et même devancée, vous remplit d'une immense joie. Vous vous semblez rajeunis l'un à l'autre, et le fait est que vous avez pris un bain de Jouvence, qui n'était pas indispensable peut-être, mais qui a eu incontestablement son utilité. Le sentiment redevient passion; en même temps qu'il s'est rafraîchi, il s'est rallumé, et il se retrouve d'admirables éclairs ! (Quidam.)

Quant aux ménages dont le foyer ressemble à une glacière, la séparation sera encore plus avantageuse. Elle leur permettra peut-être de pouvoir regrimper au mât de cocagne de la suprême ivresse, les désirs ressuscités faisant la courte échelle !

Ceci dit, je reviens à mon point de départ et je me résume, en disant à nos malades, spécialement à ceux qui recherchent la solitude et laissent appesantir sur leurs épaules la main crochue de la misanthropie :

Hâtez-vous d'éloigner tout sujet de mélancolie; donnez-vous des indigestions de joie, les seules permises. Il ne faut pas que votre verre reste plein et que votre conversation soit vide; débouchez tous les flacons de protoxyde d'azote qui sont à votre portée. Ne racontez pas vos maux aux voisins, qui en feraient autant ensuite et vous donneraient encore des conseils.

Fuyez les orateurs de table d'hôte, qui veulent étonner la galerie, j'y consens; mais en revanche recherchez les convives discrets et de bonne humeur; ne rougissez pas de subir l'influence bienfaisante de la société des femmes.

Elles empêchent les conversations à tempêtes et à tintamarres, le déchaînement des langues. A table surtout, elles jettent leur grâce, comme un caducée, entre les grosses vanités et les prétentions criantes. Sans elles, l'inexilable égoïsme, que l'art du monde, selon Barbey d'Aurevilly, est de voiler sous des formes aimables, ne tarde pas à mettre les coudes sur la table.

Il n'y a qu'une distraction, dont il faudra vous sevrer, c'est le jeu. — Rien de détestable comme de s'énerver dans l'alternative des espérances et des déboires, que de rester des heures entières, debout, sans bouger, serré par les voisins, en pariant contre le... philosophe, qui amène le roi avec une dextérité à faire envie aux monarchistes. Si vous gagnez, ce qui est rare, vous ferez des sottises et vous vous ferez dépouiller le lendemain. La guigne s'en mêle, on s'emballe; l'arrière-garde des économies et les réserves de l'emprunt sont en vain appelées; inutiles espoirs, efforts superflus. Tout est perdu, fors l'honneur ; il ne vous reste plus rien... qu'un grand mal à la tête, qu'une recrudescence de votre maladie.

Dans son volume sur le diabète sucré, le Dr Esbach dit avoir fait disparaître le sucre chez un de ses malades, joueur incorrigible, qui s'acharnait jusqu'à perdre de grosses sommes, en l'obligeant à se consacrer à des occupations manuelles, qui fixent l'attention sans exalter l'imagination, ou à faire de l'exercice, au lieu de s'acharner après la... veine. Ce dérivatif musculaire a annulé l'action désastreuse de cette passion, qui compromettait sa fortune, son repos et sa santé : « Au lieu de l'exaltation de la table de jeu, il s'anime des jambes, des bras, du torse ; l'être pensant ne s'éperonne plus du gain ou de la perte ; c'est l'animal, l'animal intelligent (le corps et les sens) qui dépense l'activité disponible ; c'est l'émulation et non la sueur froide, l'inquiétude du joueur. Plus de désespoir, de chagrin, d'inertie pendant le jour, plus de cauchemars ou d'insomnies, la nuit. Comme le travailleur manuel, il mérite un sommeil réparateur ; comme lui, il trouve au réveil la gaieté, l'insouciance et la santé. C'est la grâce que je vous souhaite ! »

Cet exemple de sédation méritait d'être cité aux caractères faibles, pour leur prouver que la santé se mérite ou se rétablit par certains sacrifices dans la manière de vivre.

Les buveurs qui reviennent chez eux sans changement ou avec un état aggravé sont généralement ceux qui ont négligé leur traitement pour fêter la dame de pique ou la dame de cœur, avec des grecs cosmopolites et des filles de tous draps, les demoiselles de Saint-Rebondy. Leur famille rend ensuite nos eaux responsables de ce résultat et prétend qu'elles affaiblissent.

C'est un jugement inique, que les gens raisonnables se chargent heureusement d'annuler.

LES INJECTIONS DE MORPHINE

On n'a plus de méfiance aujourd'hui contre les narcotiques, qu'on accusait jadis de paralyser les tuyaux excréteurs de la bile et *d'enfermer le loup dans la bergerie.* On est revenu de ces appréhensions théoriques, et c'est plutôt d'un excès en sens contraire qu'il faudrait se garantir.

Je suis partisan de la douce, de la bienfaisante, de la sainte anesthésie, chaque fois qu'il y a avantage à supprimer la souffrance; je bénis cette providentielle et fascinante médication, qui calme les maux physiques et même ceux de l'esprit; mais je n'y ai recours que lorsque la douleur est devenue intolérable, que dans les grandes crises et non pour des élancements insignifiants. — Je n'ai eu, le plus souvent, qu'à me louer d'avoir attendu, avant de favoriser la légitime évasion dans l'oubli des infortunés qui sont au bout de leur patience. — Je ne saurais trop recommander à nos hôtes de ne pas se faire eux-mêmes d'injections de morphine; ils en prennent trop facilement l'habitude, et ils arrivent sans y penser à la *morphinomanie*, qui constitue une maladie plus grave que celle qu'on voulait guérir. — On ne saurait trop le répéter : « Tant que la seringue de Pravaz et la solution de chlorhydrate restent entre les mains du médecin, la fée morphine, aux voluptueux enchantements, est une esclave obéissante, plus même, une vraie bienfaitrice. »

Mais elle devient une despote cruelle, malgré ses dehors séduisants, lorsqu'on lui demande des sensations trop répétées ; à l'usage discret succède bientôt l'abus du narcotique ; la passion se déchaîne impérieuse, irrésistible, et les victimes arrivent à s'empoisonner lentement. La dégradation physique et morale est le terme fatal de cette fatale habitude.

J'en parle avec une certaine tristesse, car je viens d'apprendre la mort d'une grande dame, la marquise de M..., à qui j'ai vainement prodigué jadis des conseils de prudence. Tout lui souriait dans la vie, et elle a tout compromis, tout perdu par sa fatale intempérance.

Il ne sera pas inutile de dire ici que la plupart des maisons d'aliénés [1] contiennent des personnes qui y

---

1. Depuis quelques années, il s'est fondé à l'étranger des asiles spéciaux pour les morphinomanes. Le premier a été installé à Schœnberg-Berlin. Peu de temps après, il en a surgi un second à Gratz, en Styrie. En 1889, ce dernier renfermait trois cents malades. Plusieurs

ont été conduites par l'abus de la morphine. Dans une
de ses conférences, le professeur Ball a raconté récemment l'histoire d'une de ses malades, dont les mésa-
ventures comportent un enseignement qui vient corro-
borer ce que j'ai avancé. Il s'agit d'une femme frappée
dans ses affections par la mort de son mari. Lorsque ce
dernier fut jugé perdu par son médecin, elle en fut
avertie trop brusquement, dit-elle, et elle fut prise
immédiatement d'une hémorrhagie utérine, suivie,
quelques jours après, d'un accès de colique hépatique.

Elle devait porter depuis longtemps dans sa vésicule
biliaire un stock de calculs, et la commotion morale a
été sans doute la cause occasionnelle de leur sortie. La
malade entra à la maison Dubois, dans le service de
M. le docteur Labbé qui, le premier, lui prescrivit de
la morphine. La crise fut calmée, et cependant la
malade constata encore dans ses selles la présence de
gros calculs : leur expulsion s'est opérée en silence,
grâce à la morphine. Au bout de quelques mois, elle
sortit guérie, en apparence, mais portant dans ses flancs
la flèche mortelle qui devait la conduire à l'asile Saint-
Anne : elle était morphinomane.

établissements semblables se sont fondés en Amérique. On n'y est
admis qu'après avoir signé l'engagement de se soumettre aveuglément
au régime de la maison, dont le principal article est la privation
brusque du poison.

On a eu les plus grandes difficultés pour la guérir, bien qu'elle ait subi le traitement avec beaucoup de courage et de régularité. — La spartéine, associée à la morphine, a permis d'atteindre ce résultat ; mais, selon l'expression imagée du Dr Ball, il faut passer par le désert du Sahara pour arriver à la Terre promise. — En d'autres termes, il est difficile aux intéressés d'avoir raison de leur déraison, de renoncer au poison une fois que l'habitude est prise ; l'abstinence même, graduée avec beaucoup de prudence, s'accompagne de complications bizarres, contre lesquelles il faut lutter avec sang-froid et persévérance.

La persistance de certains accidents s'explique par ce fait que ce n'est pas le rein qui est chargé d'éliminer la morphine, ou du moins il faut qu'un malade prenne au moins o gr. 10 de morphine par jour pour que l'analyse chimique puisse la déceler. — C'est par le foie et par la bile, par conséquent dans les matières fécales, qu'on peut trouver la morphine. Comme le foie, chez les morphinomanes, est congestionné, l'élimination se fait mal et il se forme ainsi un stock de morphine qui s'emmagasine dans le foie et qui peut exercer son action, un certain temps après l'abstinence. C'est ce qui explique certains phénomènes de retour chez les abstinents.

Bien qu'on ait dit d'une façon un peu désespérante :
« Neuf fois sur dix, qui s'est piqué se piquera, » il ne
faut pas s'en laisser imposer par cette crainte et l'on
doit tout tenter pour ramener les égarés dans la bonne
voie.

La suppression brusque de la morphine constitue un
procédé inhumain et dangereux, qui n'est d'ailleurs
possible que dans un établissement public. — Le professeur Ball conseille d'y substituer la méthode gra-
duelle, de réduire de jour en jour et presque d'heure en
heure, d'une façon continue, sans arrêt, sans faiblesse,
la quantité de morphine absorbée.

« Mais, dit-il, à mesure que vous descendez l'échelle
des doses de morphine, le patient éprouve un malaise
plus considérable. N'est-il pas possible de l'aider à
passer les fourches caudines et de prévenir les accidents
très graves qu'entraîne parfois la privation ?

Vous devez, à cet effet, donner à votre malade une
nourriture succulente pour réparer ses forces, et certains stimulants pour le soutenir. Le bon vin est un
excellent adjuvant, mais si vous n'exercez pas une sur-
veillance rigoureuse, vous verrez votre morphinomane
verser promptement dans l'alcoolisme. Ces malades
semblent portés à abuser de tout indistinctement : il y
a chez eux une tendance à l'*exagération toxicologique*.

Parmi les excitants capables de régulariser les fonctions circulatoires, je conseille le café. Comme stimulant du cœur et comme calorigène, il répond aux accidents de la privation et remplace très bien la morphine chez beaucoup de malades. Faites donc prendre du café à vos morphinomanes et ne craignez pas, au besoin, de leur donner de la caféine en injections.

Mais en fait de médicaments pouvant être substitués à la morphine, la spartéine me paraît occuper la première place. La spartéine est avant tout un médicament cardiaque, et son immense avantage sur la scille et sur la digitale, voire même sur la caféine, est d'être soluble et injectable. La spartéine « donne du cœur » aux malades, selon une expression excellente. Sur le tracé sphygmographique, elle fait renaître la pointe tronquée par la privation de morphine, et disparaître, par conséquent, le plateau pathognomonique. Il en résulte que la tendance syncopale, que le malaise et l'anéantissement n'existent plus.

Voyons maintenant comment on doit instituer et organiser le traitement : la tendance aux doses massives doit être rasée du premier coup. Un homme qui prend o gr. 90 de morphine peut être facilement réduit dès les premiers jours à o gr. 50, o gr. 30, o gr. 20 et o gr. 10. Les grands malaises accompagnent la suppression des petites doses. Il faut donc ménager le malade quand il arrive aux petites doses, mais le sabrer sans pitié lorsqu'il prend les grandes.

Pour atteindre la dose de o gr. 10, je remplace d'abord la morphine par du laudanum ou de l'extrait thébaïque, en me basant sur cette équation d'après laquelle 20 gouttes de laudanum représentent o gr. 01 de morphine.

Enfin, nous sommes descendus à la dose de o gr. 10 de morphine par jour. C'est le moment de donner la spartéine. Dans les calculs de dosage, on perd facilement son arithmétique; j'ai donc imaginé, pour éviter les ennuis, de faire des solutions titrées que voici :

Solution n° I.

Chlorhydrate de morphine.................... 2 gr.
Sulfate de spartéine......................... 1 »
Acide borique............................... » » 50 cent.
Eau distillée................................ 100 »

Solution n° II.

Chlorhydrate de morphine.................... 1 gr.
Sulfate de spartéine......................... 2 »
Acide borique............................... » » 50 cent.
Eau distillée................................ 100 »

Solution n° III.

Chlorhydrate de morphine...	» gr.	50 cent.
Sulfate de spartéine......................	3	»
Acide borique.........	» »	50 cent.
Eau distillée.............	100	»

L'acide borique a pour but d'éviter les moisissures qui se forment facilement dans les solutions de morphine.

On commence par faire cinq piqûres par jour avec la solution n° 1, ce qui fait 0 gr. 10 de morphine dans les vingt-quatres heures. On diminue progressivement le nombre des injections, et quand on est arrivé à ne plus faire qu'une injection par jour, on passe à la solution n° II, dont on fait de nouveau cinq piqûres, pour diminuer ensuite comme avec la solution précédente. On agit de même avec la solution n° III, qui correspond à la suppression totale de la morphine.

Il faut donner la spartéine pendant un certain temps pour ne pas exposer le malade à une rechute. Mais c'est seulement quand on est arrivé à morphine — 0 et spartéine — 0, que l'on peut considérer le malade comme guéri.

Par ce traitement, j'ai obtenu de nombreuses guérisons. Toutefois, ne vous y trompez pas, il ne suffit pas de supprimer la morphine, il faut encore soutenir le malade et mettre en œuvre, pour le fortifier, tous les adjuvants dont vous pouvez disposer. L'hydrothérapie elle-même peut rendre de grands services en pareilles circonstances. »

CONSEILS POUR L'AVENIR

Pour rentrer chez vous, en quittant Vichy, prenez de préférence un train de nuit, afin d'éviter la chaleur et la poussière de la journée. — Pendant l'été, lorsque le thermomètre accomplit des prouesses, il ne faut jamais voyager de jour, si l'on peut faire autrement. Les malades qui ne tiennent pas compte de cette recommandation nous arrivent hâlés et haletants, poudreux, désolés, ayant la pépie, les yeux irrités, avec la migraine ou un torticolis, car on a une tendance à regarder toujours par la même portière, et la tension excessive des muscles de la nuque ou d'un côté du cou est presque toujours chèrement payée. Je parle, bien entendu, des longs trajets, quoique en somme, lorsqu'il fait une température sénégalienne à fondre des cailloux et des cœurs d'huissier, le séjour en chemin de fer, ne serait-il que d'une heure ou deux, est toujours pénible. — On a beau tirer les stores, pour éviter la fusion (celle-là n'est rêvée par aucun parti), les fragments de charbon, les détritus les plus friables du sol, soulevés par la trépidation du train, trouvent moyen de pénétrer quand

même dans le compartiment, et de piquer votre
gorge et vos narines. On se trouve bientôt dans une
véritable étuve, et le cube d'air respirable nécessaire à
chacun ne tarde pas à devenir insuffisant. — C'est surtout vrai pour le trajet de Paris à Vichy; la voie est
particulièrement poudreuse et chaude. Je puis en parler par expérience et j'ai renoncé absolument à y voyager de jour.

Si vous avez des enfants avec vous, à plus forte raison doit-il en être ainsi. Lorsqu'ils y voient, ils ont
une tendance invincible à se mettre à la portière; il en
résulte une surexcitation cérébrale, un agacement,
qu'il faut leur éviter, ce qui est facile, car ils dorment
très bien durant la nuit et arrivent alors peu ou point
fatigués, sans s'être énervés et sans avoir lassé la patience
de leurs parents.

*
* *

Votre santé est entre vos mains, et il ne s'agit pas,
une fois que vous aurez quitté Vichy, de retomber dans
les habitudes vicieuses qui ont engendré votre maladie.
La cure terminée, vous auriez tort de faire comme un
Anglais qui s'étant très bien trouvé de son traitement, s'écria devant moi, avec une joie délirante : « Je
vais enfin pouvoir recommencer à tenir tête à mes

camarades et boire autant qu'eux! » — Et comme je
lui faisais remarquer que c'était une rechute à courte
échéance : « Bah! ajouta-t-il, puisque je vais revenir
tout frais, tout neuf, à l'ombre de la tour babélique
d'Eiffel, la Grande-Grille me guérira une seconde fois,
si cela devient nécessaire. »

Il sera beaucoup plus raisonnable de remonter aux
causes de la maladie et de les éluder : Si c'est l'abus
de la table ou des boissons alcooliques qui a fait tout le
mal, faites vos adieux aux benoîtes poulardes du
garde-manger de Pantagruel et à tous les flacons plus
ou moins toxiques, qui seraient causes de votre mort.

Si c'est le défaut d'exercice, tâchez de concilier les
exigences de votre santé avec celles de votre profession.
Réparez, dans la mesure du possible, les inconvénients
de la vie confinée que vous êtes obligé de mener.

Si c'est Vénus qui vous perdit, fermez portes et
fenêtres, lorsque la galanterie aux yeux de braise rôdera
dans votre quartier, ne fréquentez plus le monde... où
l'on s'épuise.

A certains Parisiens, en particulier, qui ne s'intéressent qu'aux choses de la cuisine et de l'alcôve, qui
ont perdu une partie de leur fortune et de leur capital
vital à faire courir des chevaux après des prix qu'ils ne
gagnent pas, et à courir eux-mêmes après des femmes

qu'ils attrapent toujours... (à charge de revanche, étant
ensuite fort attrapés par elles)... — à tous ces Athéniens
folâtres, je recommanderai avec instance de renoncer à
leur existence affolée, de laisser pousser enfin leurs
dents de sagesse, d'économiser leurs forces et d'emmagasiner de la santé.

*
* *

Il est un point délicat que je veux aborder ici, et qui,
à mes yeux, possède une réelle importance : après une
longue séparation, il est tout naturel que les ménages,
de la main droite ou de la main gauche, éprouvent
une réelle félicité à se retrouver. Ils ont droit à des
dédommagements. Jetons un voile sur leurs extases et
laissons-les s'étreindre dans un de ces baisers qui donnent
la sensation du néant! — Je voudrais simplement les
mettre en garde contre toute surexcitation excessive,
contre la gloutonnerie presque inévitable qui succède
aux longs jeûnes. — Redoutez l'ébranlement nerveux,
trop violent ou trop répété, qui vient s'ajouter aux
fatigues du voyage, à celles de la réinstallation, aux
visites, aux invitations de la famille ou des amis, etc.

Les dames, en particulier, y ajoutent les charges
parfois lourdes de la bonne maîtresse de maison.
— Elles ont hâte de reprendre possession de leur

empire, de tout remettre en ordre dans leur intérieur, de s'y renicher, de réparer l'incurie du maître et
des serviteurs, de revoir leurs enfants qui sont en pension ou confiés à la garde des grands parents, de s'informer des modes, de converser avec leur couturière,
de faire des emplettes, etc., etc.

Bref, elles se fatiguent outre mesure, et, dans le mois
qui suit leur retour, elles ont une crise hépatique, qui
aurait pu être évitée avec un peu plus de prudence.

Il me semble plus rationnel d'attribuer à ces influences extrinsèques l'origine de la congestion hépatique, que l'on observe quelquefois dans les trois
semaines qui suivent la cure, que d'admettre une
influence excessive et tardive du traitement alcalin. —
Je sais bien qu'il y a des retardataires, des calculs non
entraînés, qu'il faut mettre à la porte, pour que la guérison complète puisse être acquise; c'est alors une sorte
de crise libératrice, présage d'un avenir sans nuages;
mais ce sont là des exceptions, et le plus grand nombre
des lithiasiques doivent rester au moins un certain
temps sans avoir de rechute.

*
* *

N'allez pas aux bains de mer en quittant Vichy : les
bains salés et l'air marin paraissent avoir une action

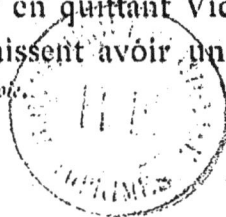

fâcheuse sur la lithiase biliaire et peuvent provoquer
des coliques hépatiques. C'est surtout vrai pour les
dames, dont l'éréthisme nerveux est facilement mis en
jeu, que le grand air agace et qui dorment mal, à proxi-
mité de l'Océan. Le Dr Cyr a attribué l'influence
fâcheuse, que nous venons de relever, à l'humidité,
dont l'air est saturé, et qui serait défavorable aux
constitutions arthritiques.

*
* *

Assurez-vous que l'eau que vous buvez habituellement est de bonne qualité. Les eaux séléniteuses, surchargées de chaux, offrent de graves inconvénients,
qu'on peut atténuer en les filtrant ou en les faisant
bouillir avant de s'en servir.

*
* *

Ne lisez pas en mangeant. En pareil cas, on ne sait
ni ce qu'on lit ni ce qu'on mange. — C'est un genre
qu'on se donne, surtout dans les restaurants de Paris ;
on a l'air ainsi d'un monsieur affairé, n'ayant que l'heure
de ses repas pour se mettre au courant des sottises de
ses semblables ; mais cette façon de poser est nuisible
à la santé, car tout travail physiologique exige, à son

heure, pour l'appareil qui fonctionne, un surcroît de vitalité, c'est-à-dire un afflux de sang : au cerveau, dans les travaux de l'esprit; à l'estomac, pour opérer la digestion. Or, celui qui lit en mangeant se met dans le cas d'un État attaqué à la fois sur deux frontières, ce qui l'oblige à disséminer ses forces de défense, et... etc. Cela veut dire qu'il s'expose à une névralgie cérébrale ou à une mauvaise digestion, si ce n'est à toutes les deux ensemble.

*
* *

La chasse représente généralement de la vie saine et naturelle dans l'existence factice et frelatée des civilisés.

Si vous êtes invité à massacrer la plume ou le poil, que ce soit une distraction hygiénique pour vous et non un prétexte à boire outre mesure, à ingurgiter des victuailles échauffantes, et surtout à passer la nuit au jeu. Le *petit bac* est le complément presque obligé des déplacements cynégitiques, et il contrecarre nettement les bons effets de l'exercice en plein air, à travers monts et plaines. J'ai condamné le jeu ailleurs; je le réprouve encore plus entre intimes. Il me semble qu'un homme de cœur ne saurait prendre de plaisir à cette vilaine occupation, car, s'il gagne, il voit forcément les visages amis s'assombrir, et il s'en va tout mélancolique avec son or dans son gousset. Quand il perd, au contraire, il voit ces mêmes visages s'égayer, et cela les lui fait aimer moins. De la sorte, il n'y a jamais un réel profit !

*
* *

Si votre situation vous oblige à vous occuper de politique, n'y apportez pas trop de passion. Laissez à d'autres le soin de sauver le Capitole, car, après les élections, le nombre des jaunisses est généralement doublé. — Il faut avoir le cœur enveloppé d'un triple airain pour pouvoir se risquer dans l'arène, où les partis se disputent l'assiette au beurre.

*
* *

Dans notre fin de siècle d'affaires et d'affairés, le désir de gagner rapidement une fortune est le but poursuivi par le plus grand nombre. — On se lance dans des entreprises plus que risquées, on tente de grands coups de bourse, on joue témérairement à la hausse ou à la baisse, afin de conquérir au plus vite le gros numéro de la loterie. C'est une fièvre ; la lutte pour le succès devient dès lors terrible ; on se trouve mêlé à des spéculateurs véreux, à des financiers et à des industriels sans préjugés. On n'a rien à gagner dans la

compagnie de ces tripoteurs, qui sont pleinement con-
vaincus qu'à défaut d'une vraie mine ou d'un vrai
chemin de fer, on peut toujours mettre en action la
crédule avidité des sots.

Vous compromettrez certainement votre santé si vous
êtes trop ambitieux, trop désireux de faire rapporter
cent pour cent à vos capitaux. Consacrez-les plutôt à de
sages placements ; mettez-les au service de la civilisation et de certaines tâches sociales, sûres, suffisamment
rémunératrices. C'est le seul moyen de ne pas succomber à la tâche, de ne pas vous voir un jour acculé à la
ruine ou à des pertes irréparables, qui vous laisseront
abattu, prostré, et abrègeront votre vie.

*
* *

A la longue, tout s'effrite et se neutralise en nous ;
mais la décrépitude est une mauvaise échéance, qu'on
peut retarder, non par des moyens indignes des esprits
sérieux, par des cosmétiques ou des rajeunissements
qui accentuent encore cette triste décadence ; mais par
le travail et une conduite réglée sur le devoir et la
raison.

La vieillesse est la résultante de l'usure de l'organisme ; ce n'est pas une entité, c'est quelque chose
d'impalpable qui couvre les yeux d'un nuage, la tête de

neige, et frappe les membres d'impuissance en annihilant la pensée. C'est un fait accompli qu'on ne saurait absolument prévenir; il est pourtant possible, je le répète, d'en atténuer la portée et les ravages. — La pire vieillesse n'est pas celle des cheveux blancs, c'est la vieillesse du cœur, et les excès peuvent l'amener de bonne heure. — En revanche, l'intelligence peut se conserver merveilleusement jusque dans l'âge le plus avancé, lorsqu'on mène une vie régulière. — J'affirme qu'on peut enrayer la marche du temps par une hygiène bien entendue, par le calme de l'esprit, tout en ne le laissant jamais inactif, en conservant une conscience pure, que ne viennent pas assaillir les tourments intérieurs, qui nous usent si vite! — Éloignez de votre pensée l'image de la mort, ne vous abandonnez pas au découragement qui mine, ou à un égoïsme qui ferait le vide autour de vous!

*
* *

Je ne veux pas terminer cette notice sans insister sur l'efficacité si remarquable de la Grande-Grille dans les maladies du foie; c'est une sorte de panacée qui produit des guérisons aussi rapides qu'inespérées.

Qui peut le plus peut le moins, et, quand on voit des foies doublés de volume se réduire dans l'espace de quelques semaines, il n'est pas étonnant que la bile reprenne son cours normal, retrouve son intégrité avec le même traitement. — Tous les ouvrages classiques, tous les auteurs, sont unanimes à reconnaître cette action bienfaisante : « Mon opinion, dit Vigla, sur la cure de Vichy, pour les coliques hépatiques, est qu'aucune eau, pour quelque maladie que ce soit, ne présente une efficacité aussi grande. »

L'essentiel est de se souvenir que les congestions du foie forment le point de départ des lésions de texture de cet organe et que la thérapeutique peut, en agissant de bonne heure, prétendre à un succès que plus tard elle chercherait en vain, ou du moins qu'elle n'obtiendrait que bien plus difficilement.

Voici comment le professeur Germain Sée, dans une étude sur les médicaments cholagogues, explique les bons effets de nos eaux :

« Une des conditions de la précipitation de la cholestérine, dit-il, est le défaut de l'alcalinité des humeurs. Il faut aussi que la potasse et la soude soient en quantité suffisante pour que les acides biliaires puissent former des sels solubles. L'acidité du tube digestif, la production excessive des acides dans l'organisme, ces acides mêmes ne pouvant être brûlés par suite d'un vice de la nutrition, sont encore des conditions importantes de la précipitation de la cholestérine. Pour lutter contre toutes ces conditions défectueuses qui se résument dans une diminution de l'alcalescence des humeurs, les eaux minérales alcalines viennent en première place. Les fonctions digestives sont améliorées, l'hyperacidité digestive disparaît, ce qui suffit pour que la bile retrouve les conditions normales de son alcalinité. Il faut enfin se rappeler que l'augmentation de l'alcalinité du sang peut contribuer à l'augmentation de l'activité des échanges, ce qui facilite la transformation de la cholestérine. Voilà des conditions bien suffisantes pour nous expliquer les avantages qu'on peut retirer des alcalins dans le traitement de la lithiase biliaire. »

Il n'y a pas de crainte de s'affaiblir à Vichy, comme des stations rivales le donnent encore à entendre. — J'ai provoqué une discussion à ce sujet à la Société de thérapeutique, dans la séance du 9 avril 1890, et voici les opinions si nettes, si encourageantes, émises par les plus éminents de mes collèges. Cet extrait du procès-verbal est fort instructif.

M. Labbé, médecin des hôpitaux : — Nous sommes loin, heureusement, de cette période de terreur, que Trousseau, qui a fait tant de bonnes choses, a inspirée à sa génération. Non seulement les alcalins n'engendrent pas la fameuse cachexie, qui a tant été redou-

tée, mais le contraire a plutôt été démontré : —
M. Personne s'est administré jusqu'a trente grammes
de bi-carbonate de soude par jour, pendant un mois,
sans en ressentir que du bien-être ; son estomac fonc-
tionnait mieux et son sang n'était nullement appauvri.

J'ai guéri des vomissements incoercibles, avec pyro-
sis intolérable, en donnant largement le même sel. J'en
ai prescrit jusqu'à huit et dix grammes dans la journée,
même dans les cas où il existait une tendance mani-
feste à l'anémie, non seulement sans en constater d'inconvénients, mais avec une amélioration notable des
phénomènes digestifs et consécutivement de la richesse
globulaire du sang.

Il s'agit de garder en tout une juste mesure et l'on ne
peut attribuer à la médication alcaline, pour la dépré-
cier, les conséquences des abus commis par des malades
qui se traitent eux-mêmes et boivent avec excès à la
source qui leur serait salutaire, à dose raisonnable.

M. Moutard-Martin, président de l'Académie de médecine. — Il est incontestable que la terreur inspirée par
les affirmations de Trousseau est une chose déplorable,
et il est grand temps de renoncer à cette idée fausse.
Elle est si peu justifiée que, dans un grand nombre de
cas, si le bi-carbonate de soude ne réussit pas, c'est
qu'on n'en donne pas assez. Je le prescris à assez forte

dose, dans de l'eau, après les repas, dans la plupart des dyspepsies gastralgiques qui entraînent du dépérissement, et j'ai toujours constaté, non seulement qu'il n'en résultait aucune altération notable du sang, mais qu'au contraire ce dernier se reconstituait ultérieurement dans d'excellentes conditions physiologiques.

M. Huchard, médecin des hôpitaux. — Je crois devoir également protester contre l'*alcalinophobie*. Il est bon que la Société de thérapeutique prenne position et se prononce énergiquement contre ce préjugé. Il est pénible pour nous d'entendre les malades nous dire que nous allons les affaiblir, lorsque nous leur prescrivons les alcalins sous n'importe quelle forme.

Sans invoquer les recherches de M. de Lalaubie et autres observateurs, en m'en rapportant à ma propre expérience, qui ne peut pas être suspectée de partialité, je n'ai jamais redouté la cure alcaline, même dans l'anémie et la chlorose. Les eaux alcalines sont plutôt excitantes que débilitantes.

TABLE DES MATIÈRES

PRINCIPALES PUBLICATIONS

Du Docteur GRELLETY

1873. De l'hématurie dite essentielle. In-8 de 70 pages.
1874. Vichy médical. Guide des malades à Vichy. In-12 de 360 pages.
1876. De l'hygiène et du régime des malades. In-18 de 80 pages. — 2e édition en 1884. — 3e édition in-12 de 134 pages en 1888.
Du merveilleux au point de vue médical. G. Baillère, in-8 de 86 pages.
1877. Influence de l'abus du tabac sur le tube digestif. (*Médaille.*)
1878. Contribution à la thérapeutique de quelques dermatoses de nature arthritique. In-8 de 48 pages. G. Baillière.
1879. Bibliographie de Vichy, suivie d'une notice sur les eaux et le traitement du diabète. In-8 de 70 pages. *Couronné par l'Académie.*
Du climat de Nice et des maladies traitées dans cette ville, particulièrement de la phthisie. In-8 de 20 pages. Typographie Hennuyer.
Des divers traitements de la fièvre typhoïde. *Couronné au concours par la Société médicale de Tours.*
1880. Une cure thermale aux eaux de Vichy pendant le XVIIe siècle. *Revue scientifique*, no du 27 mars.
Le mariage, ses avantages et sa moralité. Edition elzévir sur papier de Hollande, in-12 de 120 pages. Imp. Protat. *Médaille d'honneur de la Société d'encouragement au bien.* 2e édition en 1891.
Des principales complications du diabète. In-8. Lyon.
Analyse et compte rendu des 17 thèses d'agrégation en médecine soutenues en mars 1880. G. Masson, in-8 de 130 pages.
1881. Notice sur les eaux de Vichy et réfutation de la prétendue cachexie alcaline. In-18 de 74 pages, traduit en plusieurs langues.
Des précautions hygiéniques à prendre contre la fièvre typhoïde. In-8 de 24 pages, publié par la *Société française d'hygiène.*
Traité élémentaire de la fièvre typhoïde. 1 volume de 420 pages.
1884. Traitement du psoriasis par la traumaticine chrysophanique.
Pour tuer le temps. Livre d'heures... perdues. In-12 de 300 p.
1885. De la lithiase biliaire et de la pseudo-gravelle hépatique. (J. de méd. de Bordeaux, 27 septembre.)
1886. Vichy et ses eaux minérales, 4e édition, in-12 de 530 p. A. Delahaye et Lecrosnier.
1887. Des accidents cutanés produits par le bromure de potassium.
De la syphilis conceptionnelle (2 brochures de 20 p. chacune).
1888. Inconvénients du silence imposé dans les pensions pendant les repas. In-18 de 15 p.
1888. De l'influence de la menstruation et des états pathologiques de l'utérus sur les maladies cutanées. In-12 de 35 pages.
1889. Indications de la cure de Vichy. In-18 de 46 pages.
Une série de feuilletons dans le concours médical.
1890. Contributions à l'étude des gros calculs biliaires.
1891. Notes et impressions. In-18 de 200 p. Imp. Delacroix.
Pour les médecins. Causeries. In-12 de 350 p.
En préparation : Histoire illustrée des communes du Périgord.

MACON, PROTAT FRÈRES, IMPRIMEURS

VILLACABRAS

SOURCE PURGATIVE NATURELLE

SIÈGE SOCIAL : 193, AVENUE DE SAXE, LYON

AGENT GÉNÉRAL :

M. *VAILLANT*, 26, *rue Milton, à PARIS*

Cette eau convient tout particulièrement aux malades qui fréquentent Vichy, et qui, presque tous, ont besoin de laxatifs, au début de la cure.

Dose purgative : 1/2 flacon;

De suite après, infusion légère de thé, ou bouillon aux herbes

Dose laxative : un verre à Bordeaux.

En vente dans toutes les pharmacies et au dépôt des eaux minérales de la compagnie fermière de Vichy.

N. B. — La source de Villacabras appartenant à des Français, doit être préférée aux eaux allemandes qui sont du reste moins faciles à prendre, ou concentrées pour la plupart d'une façon artificielle.

MALADIES
DE L'ESTOMAC ET DU TUBE DIGESTIF

Contre les *affections de l'estomac et de l'intestin*, dyspepsies gastro-intestinales, gastrite, gastralgie, gastro-entéralgie, les célébrités médicales de Paris conseillent d'employer les **DIGESTIFS BOUTY**.

Ces préparations donnent d'excellents résultats et méritent d'être au moins essayées.

MODE D'EMPLOI

Après chaque repas, un verre à liqueur d'**Elixir Bouty** ou trois **Pastilles Bouty**.

Adresser les commandes à M. BOUTY, 119, rue d'Aboukir, PARIS.

PRIX : Elixir, 5 fr. ; Pastilles, 3 fr.

ANTISEPSIE INTESTINALE

PASTILLES MONAL

AU CHARBON ET NAPHTOL

De S. MONAL, pharmacien de 1re cl. à NANCY

Ces pastilles sont souveraines contre :

Les dilatations de l'estomac, les embarras gastriques, l'haleine mauvaise, les diarrhées de Cochinchine, la dyssenterie et d'une façon générale dans toutes les affections du *tube digestif*, du *foie* et des *reins*.

Elles constituent donc un puissant auxiliaire des Eaux de Vichy.

Prix de la boîte : 3 francs.

DÉPÔT DANS LES PRINCIPALES PHARMACIES

TRAITEMENT DU DIABÈTE

PAR LE

PAIN DE SOYA LECERF

(Breveté S. G. D. G.)

Alimentation complète, remplaçant avantageusement le *pain de gluten*, ne fatiguant pas l'estomac et ne contenant que 3 o/o de matières amylacées, très riche en matières protéiques et en phosphates solubles.

Pour commandes et échantillons, écrire à LECERF et Cie, 85, passage Choiseul, PARIS

Ce pain est indispensable aux nombreux diabétiques qui font la cure de Vichy, au moins au début du traitement et jusqu'à ce que le sucre ait baissé d'une façon notable. Ils peuvent en prendre un à chaque repas, à moins de relâchement intestinal ; car le pain de Soya possède aussi la propriété d'être laxatif, ce qui est un avantage de plus, les diabétiques étant exposés fréquemment à la constipation.

Il est bon de reprendre du pain de Soya de temps en temps, pendant une quinzaine au moins, dès qu'il y a rechute surtout et surélévation de la dose de sucre.

Des envois réguliers peuvent être faits par colis postal.

DIGESTIFS RECOURAT

(Douze médailles d'or ou d'argent et diplôme d'honneur)

La plupart des produits vendus comme digestifs sont souvent inefficaces : 1° Parce que les ferments digestifs (diastase et pepsine) sont altérés par le manque de soins ou par une préparation trop lente ; 2° Parce qu'ils sont présentés sous la forme d'elixirs ou de vins, dont l'alcool *détruit la diastase.*

Sur les conseils de M. Musculus, pharmacien en chef des hospices civils de la ville de Strasbourg, chevalier de la Légion d'honneur, M. Recourat prépare, par un procédé spécial, des pastilles digestives d'une conservation irréprochable. La qualité exceptionnelle de ces tablettes a été consacrée par de nombreuses récompenses, ainsi que par les attestations du Dr Gérard, conseiller général, maire de la ville de Beauvais ; du Dr Devé, médecin des hospices ; de feu le Dr Colson, ex-médecin en chef des hospices de Beauvais ; du Dr Evrard, chevalier de la Légion d'honneur, médecin en chef de l'Hôtel-Dieu ; du Dr du Gourlay, de Saint-Brieuc, etc.

1° Le **digestif Recourat** (diastase active et sel de Vichy) complète l'action des eaux de Vichy et peut les remplacer à distance ; il dissipe les maux d'estomac, aigreurs, la gastralgie, les dyspepsies, agit même sur les calculs biliaires et urinaires, par conséquent sur les coliques hépatiques et néphrétiques qui en dérivent.

La boîte : 3 fr. — Six boîtes : 16 fr.

2° Le **bi-digestif Recourat** (diastase et pepsine) digère, comme le digestif précédent, non seulement les féculents, mais encore les aliments azotés, viande, œuf, fromage, etc. Il réussit surtout chez les personnes sans appétit, digérant mal, ayant la bouche pâteuse, l'haleine désagréable, des pesanteurs et des malaises après les repas, etc.

La boîte, 4 fr. 50. — La demi-boîte, 2 fr. 50. — Six boîtes, 24 fr.

Se trouvent dans toutes les pharmacies ou chez le préparateur :

M. RECOURAT, pharmacien-chimiste à Beauvais (Oise),
Ex-interne des hôpitaux de Paris et Strasbourg, ancien préparateur du laboratoire d'analyses des hospices civils de Strasbourg, lauréat de l'Académie nationale, etc.

CRÉOLINE PEARSON

On délivre au public, sous le nom *usurpé* de **Créoline**, qui constitue notre propriété exclusive, des préparations d'acide phénique brut, ou de créosote d'origine allemande, autrichienne ou autres. Condamnées par les Universités de Berlin et de Gœttingue comme inefficaces et même dangereuses, ces préparations toxiques viennent aujourd'hui en France, où nous les poursuivons, menacer le bon renom de la **Créoline Pearson**, dont la supériorité sur tous les antiseptiques est reconnue par les autorités scientifiques de tous les pays.

En conséquence, nous vous prions de n'accorder votre confiance qu'au seul produit authentique d'origine anglaise : la **Créoline Pearson**, livrée en France avec la Marque de fabrique ci-contre, notre Signature et le timbre de l'Union des Fabricants.

WILLIAM PEARSON & C°

AGENT POUR LA FRANCE :

CHAUMEL DU PLANCHAT
87, Rue Lafayette, PARIS

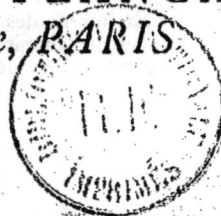

3 7531 00950063 9

www.ingramcontent.com/pod-product-compliance
Lightning Source LLC
Chambersburg PA
CBHW072314210326
41519CB00057B/5071